Nursing
BUSiNESS
チームケア時代を拓く
看護マネジメント力UPマガジン
2020年夏季増刊

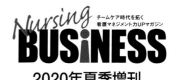

人材育成・
チームマネジメント・
労務管理の
基礎がわかる！

看護「人材管理」ベーシックテキスト

編著 **松浦正子**
日本赤十字豊田看護大学 看護管理学領域 教授

Management &

マネジメントラダーⅠレベルが身につく

Ladder Ⅰ

メディカ出版

はじめに

　近年、医療や看護を取り巻く環境が大きく変化する中、看護管理者に求められる役割はますます拡大しており、それに伴って次世代の看護管理者育成が急務となっています。こうした中、2019年2月、地域包括ケア時代に求められる看護管理者育成のための指標として、日本看護協会から「病院看護管理者のマネジメントラダー　日本看護協会版」が公表されました。

　次世代の看護管理者育成に関しては、まず最初の入口となる認定看護管理者教育課程「ファーストレベル研修」が各都道府県看護協会を中心に開催されています。ただ、募集定員枠の制限があるため「研修に出したくても出せない」という現場の事情から、主任クラスの看護職の人材育成の多くは施設内教育でまかなっているのが現状です。

　そこで本書は、主に主任（およびマネジメントラダーⅠの取得を目指す人）を対象に、「主任に任命されたが看護マネジメントがわからない人」だけでなく、「主任を育てたい看護師長、看護部長」にも活用してもらうことを目指しました。

　具体的には、本書では、認定看護管理者教育課程「ファーストレベル」のカリキュラムに対応し、最も現場のニーズが高い「人材管理」の単元にフォーカスし、第1章：人材育成の基礎知識、第2章：看護チームのマネジメント、第3章：労務管理の基礎知識、という内容で構成しました。

　また、「マネジメントラダーⅠ」で定められた能力・定義を見ると、「人材育成能力」は、「自部署のスタッフを育成する体制を整備することができる」「スタッフの看護実践能力を把握し、個々の目標達成にあわせた支援・動機付けをすることができる」「外部からの実習・研修の受入れに際し、学習環境を教員などとともに調整することができる」と提示されています。この能力を達成するために、そして看護管理初学者にもわかりやすく、実践的なものになるよう、三コマ漫画や豆知識、学んだ理論を実践に落とし込むための「Tips」を取り入れました。さらに、本書を手がかりに看護管理の学習をよりいっそう深めていけるよう、巻末に各執筆者からの「学びを深める参考図書」を掲載しています。

　この本が、次世代の看護管理者としての成長するみなさんにとっての一助になれば、これ以上に嬉しいことはありません。

2020年5月

日本赤十字豊田看護大学　看護管理学領域　教授

松浦正子

人材育成・チームマネジメント・労務管理の基礎がわかる！

看護「人材管理」ベーシックテキスト

CONTENTS

第 3 章　労務管理の基礎知識

編者・執筆者一覧

編著

松浦正子
日本赤十字豊田看護大学　看護管理学領域　教授【1章1】

執筆（掲載順）

前川幸子
甲南女子大学　看護リハビリテーション学部　看護学科　教授【1章2】

河野秀一
株式会社サフィール　代表取締役【1章3・4、3章1・2】

ウィリアムソン彰子
神戸大学医学部附属病院　教育担当副看護部長【1章5・6】

南谷志野
日本赤十字豊田看護大学　看護管理学領域　准教授【2章1・2・6】

渡邊千登世
神奈川県立保健福祉大学　保健福祉学部　看護学科　准教授【2章3・4・5】

福島通子
塩原公認会計士事務所　特定社会保険労務士【3章3・4】

木村知子
聖泉大学　看護学部・大学院看護学研究科（看護管理学）　教授【3章5・6】

第 1 章

人材育成の基礎知識

1 看護職のキャリア

日本赤十字豊田看護大学　看護管理学領域　教授　**松浦正子**

POINT

組織内キャリアの方向性は、①垂直方向、②水平方向、③中心方向の3つがあります。キャリアの選択に迷う看護師に対して、自らのアンカーに対する気づきを得ることができるよう、主任という立場でメンター役割を担いながら人材育成を行うことが重要です。

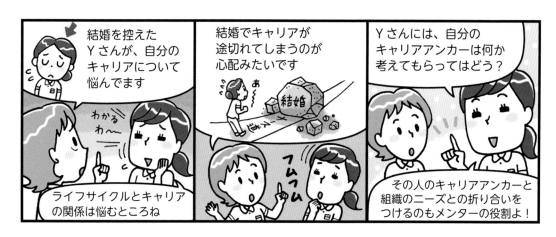

主任

看護師のYさんから、結婚で自分のキャリアが途切れるのではないかと相談されました。

Yさんに自分のキャリアアンカーは何かを考えてもらうようにするといいかもしれないわね。キャリアアンカーというのは、①何が得意か、②何がやりたいか、③何をやっているときに意味を感じられるかの3つ。

師長

それは、自分の気持ちを整理するために役立つと思います。

看護師のキャリアには、①上級職への昇進か、②専門を極めるか、③ジェネラリストに徹するかの3つの方向性があるわ。あなたのメンターとしての役割はその人のキャリアアンカーと組織のニーズとの折り合いをつけることよ。

キャリアとは何か

　国語の辞書でキャリアを引くと、①職業・生涯の経歴、②専門的技能を要する職業に就いていること、③国家公務員試験Ⅰ種（上級甲）合格者で本庁に採用されているものの俗称[1]、とあります。

　私の前職場の神戸大学医学部附属病院では、既卒新人を「キャリア新人」と言っていました。その意味は、看護師のライセンスをもっている看護師なのですが、あるとき、看護師長と薬剤師との会話で、看護師長が「うちのキャリア新人が……」と話したところ、薬剤師はちょっと驚いたような表情で「ほお〜、看護部にはエリートの新人がいるんですか？」と言われたそうです。薬剤師は、キャリアのもつ意味を、冒頭で紹介したキャリアの3つ目の定義、すなわち、"キャリア組"を連想させる「エリート」という意味にとらえたのでしょう。看護師長は、あわてて「いえいえ、この場合のキャリアは既卒という意味で……」と説明したそうです。キャリアという用語のとらえ方が人によって異なるということを象徴する出来事でした。

　さて、本書の主な読者対象は主任や副看護師長ですから、ここからは、組織内のキャリアという観点から、キャリアの考え方を確認しましょう。

　米国のキャリア研究家のダグラス・ホールは、キャリアは、仕事を通してこれまで積み上げてきたプロセスであり、仕事に関する経験の連続であると考えました。また、キャリアカウンセリングで有名なトニー・ワッツは、キャリアは、仕事や学習を通して一生涯進んでいくものであり、その進行は上昇だけでなく、横にも広がるという考えを示しました。

　さらに、金井は、働く人のキャリアという明確な観点から次のように述べています。「成人になってからフルタイムで働き始めて以降、生活ないし人生（life）全体を基盤にして繰り広げられる長期的な（通常は何十年にも及ぶ）仕事生活における具体的な職務・職種・職能での諸経験の連続と、（大きな）節目での選択が生み出していく回顧的意味づけ（とりわけ、一見すると連続性が低い経験と経験の間の意味づけや統合）と、将来構想、展望へのパターン」[2]。

　このように看護職のキャリアを考えるにあたっては、単に仕事経験を積むだけでなく、その経験を意味づけしたり統合したりしながら成長し続けることが大切です。

また、これに関連して、臨床の現場ではしばしば「キャリア発達」や「キャリア開発」という用語を用います。この２つの英語表記はいずれも「career development（キャリアデベロップメント）」です。ただ、キャリア発達の主体は個人であり、キャリアを個人のニーズ（自分のキャリアをどうしたいか）からとらえようとする概念です。それに対してキャリア開発は、個人のニーズだけでなく、個人を取り巻く外部環境との相互作用を通して、それらと折り合いをつけながらどのように進んでいくかという概念です。

　ちなみに神戸大学医学部附属病院看護部は、キャリア開発について、「個々の看護師が個人のライフサイクルに応じた能力を発揮し、組織の課題との統合を図りながら、職業を通して自己実現に向けた活動を行うこと」と定義しています。

　このように、みなさんが部署の看護師長とともに看護職のキャリア開発に取り組む際には、キャリアやキャリア開発をどのように定義するかが重要であると考えています。

組織内キャリアの３つの軸

　米国の経営学者のエドガー・シャインは、組織内のキャリアを３つの軸でとらえるという「組織の３次元モデル」[3]を提示しました。このモデルをもとに、看護職のキャリアについて考えてみましょう（図1）。

　１つ目の軸は、スタッフナースから主任、看護師長、看護部長と職位・職階が上がるように、縦方向、あるいは上へと昇っていく軸です。２つ目は、専門看護師や認定看護師などのスペシャリストナースに代表されるように、特定領域を極めながら中心に向かって進んでいく軸です。そして３つ目は、ジェネラリストナースに代表されるように横に広がる軸。言い換えると、特定の分野や領域にとらわれず、サービスを提供することを志向するキャリアの進み方です。

　看護職の場合、縦方向へのキャリアの方向軸に進まない限り、サラリーアップなどの処遇が伴いにくいため、キャリアアップというと、どうしても上に昇ることだけに関心がもたれがちですが、組織内のキャリア開発を考えるにあたっては、３つの軸が存在することを管理者は理解しておくことが大切です。加えて、看護職の場合、出産・育児のためしばらく職場を離れることがあります。このような状況を「キャリアブランク」あるいは「キャリアダウン」とい

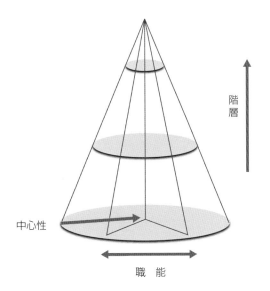

階層

中心性

職　能

図1　**組織内キャリアの3つの軸**（文献3より改変）

うことがあります。看護職にとって妊娠・出産・育児の体験は、キャリアブランクなのでしょうか？　そうではなく、もう一度キャリアを磨き直すという意味において、キャリアのブラッシュアップではないでしょうか？　なぜなら、妊娠・出産・育児の体験は、看護職自身の人生観や社会観に影響を与え、職場復帰後のキャリアに重要な意味を与えるからです。

キャリアの発達論とメンター

　　前出のシャインは、組織内におけるキャリア発達を8段階に分類し、段階ごとの課題を提示しました[4]（次ページ**表1**）。

　　この理論の中で、第4段階（初期）、第5段階（中期）、第6段階（キャリア中期の危機）における発達課題として、「助言者、支援者」という用語が示されています。具体的には、初期段階の課題として「良き助言者や支援者を見つける」、中期段階の課題として「他者の助言者になる準備を行う」です（次ページ**表1**）。そして、これこそが「メンター」なのです。

　　メンターという用語について、アンダーソンとシャノンは、「後からくる専門的な、もしくは、個人的な発達を促進するために、熟練や経験がほとんどな

表1 キャリア発達理論

発達段階	課題
第4段階：初期キャリア (18～30歳)	• 責任の一部を引き受ける • 助言者・支援者を見つける • 効果的に職務を遂行し、物事がどのように行われるかを学ぶ • 部下としての自分を受け入れ、上司や同僚とうまくやっていく方法を学ぶ
第5段階：中期キャリア (25歳以降)	• 自分の動機・才能・価値（キャリアアンカー）を慎重に評価する • 他者の助言者になる準備を行う • 家庭・自己・仕事への関心を適切に調整する
第6段階：キャリア中期の危機段階（35～45歳）	• 自分のキャリアアンカーを知るようになる • 自分の将来にとってのキャリアアンカーの意味を現実的に評価する • 他者との助言者（メンター）関係を生み出す

（文献4より改変）

い人に対して、役割モデルになったり、教えたり、後援したり、励ましたり、カウンセリングしたり、年下の人を助けたりすることを通して、より熟練した経験のある人が、子どもを育成するように人を育成するプロセスである」と提示しています[5]。

　組織内でキャリアを進めていくうえで、「こうしたい」という個人のニーズには、必ず「そうできない」制約が存在するとともに、「こうあってほしい」という組織のニーズも存在します。それゆえ、これらとうまく折り合いをつけながら進んでいくことが重要です。そしてこの折り合いをつけるための支援をする役割が「メンター」です。

　「師の謦咳に接する」という言葉があります。謦咳というのは咳払いのことですが、咳が届くほど近いところにいて、尊敬する人から話を聞くという意味です。こう考えると、スタッフナースにとって最も身近なところにいる主任や副看護師長は、まさに師匠に値する存在であり、メンターとしてピッタリの役割ということができます。

> **豆知識**　メンターとは、ギリシャの詩人ホメロスの書いた叙事詩『オデユッセイア』に登場する老賢人「メントル」からきた言葉で、一般には「成熟した年長者」を指す言葉として用いられています。英語では「マスター（master）」と呼ばれます。そういえば、『スター・ウォーズ』のシンボル的キャラクターのヨーダは、周囲から「マスターヨーダ」と呼ばれていますね。

キャリアアンカー

キャリアアンカーとは、キャリアの選択をする際に、これだけは犠牲にしたくないという価値観や欲求をいいます。ただし、キャリアアンカーは、あくまで自己イメージなので、自分自身で表現しなければ周囲に理解してもらうことはできません。また、常にアンカーを意識しながら仕事をしているわけではありませんが、何か厳しい選択を迫られたときに改めて意識する場合があります。その際、次の3つの問いについて内省することで、自分のアンカーを確認することができます。

①「自分はいったい何が得意か？」

②「自分は本当のところ何をやりたいのか？」

③「何をやっているときに意味や価値が感じられるのか？」

①は、能力・才能についての自己イメージ、②は、動機・欲求についての自己イメージ、そして③は意味・価値についての自己イメージです[6]。

シャインは、キャリアのさまざまな段階にある数百人を対象に行ったインタビューをもとに、キャリアアンカーには、**表2**に示す8つのパターンがあることを明らかにしました。みなさんのアンカーも8つのどれかに当てはまり、それは時間が経っても変化しないと考えられています。しかし、自分が現在どんなアンカーにつながれているかを明らかにすることはできますが、今後の職務を予測することはできません。

表2 キャリアアンカー

管理	組織の中で責任のある役割を担うことを望む
専門	特定の分野で能力を発揮することに幸せを感じる
安定	1つの組織に勤務し、経済的安定を得ることを望む
起業	クリエイティブに新しいものを創り出すことに幸せを感じる
自律	組織のルールや規則に縛られず、自分のやり方で仕事を進めていくことを望む
奉仕	社会を良くしたり、他人に奉仕することに幸せを感じる
挑戦	解決困難な問題に挑戦することにやりがいを感じる
調和	個人のニーズ、家族のニーズ、仕事のニーズのバランスをとりながら仕事をすることを望む

（文献6より改変）

2 成人学習の原理－教えることを学ぶために－

甲南女子大学　看護リハビリテーション学部　看護学科　教授　**前川幸子**

POINT

臨床看護の教育現場で活用できる成人学習（andragogy）の原理について学びます。成人学習者の特徴を基盤に、「自己決定型学習」と「変容型学習」の理解を深めます。

成人学習者として「教えることを学ぶ」ことの意味

　　成人学習や成人教育と訳されるアンドラゴジー（andoragogy）は、ギリシャ語の成人「aner」と導くこと「agogus」を語源としています。それに対して教育学や教授法などと訳されるペダゴジー（pedagogy）は、同じくギリシャ語で子どもの学習を導くことを意味します。この「アンドラゴジー」は、19世紀前半のドイツで生まれた言葉ですが、1960 ～ 1970 年代にかけて、ドイツのフランツ・ペゲラーと米国のマルカム・シェパード・ノールズ[1]　が広めました。当初、「子どもを教える技術と科学」[2]としてのペダゴジー（教育学）と「成人が学習するのを助ける技術と科学」としてのアンドラゴジー（成人教育学）とは、対立する概念として扱われましたが、現在は、子どもたちに対しても用いることができる、もう一つの学習モデルとしています[3]。

> **豆知識**　アンドラゴジーの対象者は、年齢や発達段階で区分できない、という見方があります。アンドラゴジーの特徴は自己主導的な学習方法です。その方法を子どもに適用し、学習成果を得たことから、アンドラゴジーの対象者を成人に限定せず、教育方法の一つとしてとらえています。

　　成人学習の理論家は数多くいますが、まず、ノールズの理論から見ていくことにしましょう。ノールズは、「成人学習者の特徴」を踏まえた理論を導きだしました。みなさんが向き合う相手は成人学習者であることから、その特徴を知ることは、相手を理解するうえで重要です。成人学習者の特徴や傾向を知ることで、それに適した教育方法を考えることが可能になります。と同時に、自分自身も成人学習者であることも忘れてはなりません。みなさんは職場におい

て役割上、後輩看護師に教える機会が多いことでしょう。そのため双方の関係を、自分は教える側、相手は学ぶ側、と職場の延長線上でとらえてはいませんか。しかし、そこにいるのは、「教えてもらうことで学ぶ」成人学習者（後輩看護師）と、「教えることを学ぶ」成人学習者（先輩看護師）という、学習者同士にほかなりません。そのため、成人学習者として自分を除外することなく、成人学習を理解することが重要です。

成人学習者の特徴を知るために

　教えるという行為は、相手がいなければ成り立ちません。そのため、向き合う相手である成人学習者の特徴を知ることは重要です。ノールズは、人間は成熟するにつれて変容していくことを成人学習者の特徴として以下の4点にまとめています。

自己概念は依存的なものから自己決定的なもの（self-directedness）になっていく

　幼少期、私たちは親や保護者に擁護され、保育されることで安全が保持され、安心を得ていました。親にさまざまなことを決めてもらうという守られた依存的な世界で生きることが自分にとっての安寧につながっていました。成長・発達とともに自我が芽生えてきます。行動範囲が広がり、社会性が発達してくると、他者に依存していた自分から、「私が決めて成し遂げたい」という、自立（律）を求めるようになります。それは自らの欲求だけでなく、自己決定を求められたり、その役割に応じて自分を律する必要が生じたりするためです。

　しかし、学校という機関では、学習者は受身的な姿勢でいることが求められます。教えてもらうことが常態化するだけでなく、教師も学習者を依存的存在として認識しがちであるからです。そのため教員がほとんどすべてを決めるようになり、学習者はさらに受動的になっていく、という悪循環に陥ります。このとき、学習者の中では、「自分で決めたい」、しかしその「具体的な方法が見つからない」ことへの葛藤が生じるのです。

　これらの事柄は、子どもからおとなへの移行期に限定することはできませ

ん。新人看護師を見てみると、最初は先輩看護師が教えてくれる通りに振る舞い、先輩の看護を真似ることから始めます。しかし病棟における看護が徐々にわかり始めてくると、どのように患者と向き合えばよいのかもわかるようになり、「患者と話し合いながら看護を実践していきたい」と思うようになっていくことでしょう。看護における「自己決定的学習」は、一人で何でも行うことではなく、教えてもらうことで看護の状況が見え始め、徐々に自己決定的になっていくことといえるでしょう。

学習者の経験が学習への豊かな資源となる

　成人の学習の特徴は、「経験」にあります（24 ページ Tips 参照）。もちろん、子どもの学習においても経験は重要です。しかし、人生経験を積んでいる成人は、自分なりの考えや信念があります。新しいことを学ぶとき、私たちは本や資料などで調べることもありますが、経験をもとに学ぶ内容を予測したり、準備をしたり、学んだ理解を促進することができます。

　それだけでなく、経験はその人自身をつくっていきます。看護基礎教育ではどのような学びをしたのか、看護師としてどのような組織で、どのような看護職者たちと出会い、看護を実践してきたのかによって、その人の看護観のかたちづくられかたが異なります。つまり、主任として後輩看護師に関わっていることは、相手の看護観を培うことに関与していることになるわけです。

　新人看護師への「大学では学んでこなかったのかしら」という問いかけや、中途採用者への「以前の病院では、この援助はやったことがないのですか」といった言葉かけは、相手にどのように伝わるでしょうか。もちろんその文脈によって意味合いは異なってくるでしょう。しかし、受け止める側に立つと、ともするとこれまでの経験の否定や軽視と受け止められるかもしれません。成人学習者にとって、その人が培ってきた経験を否定されることは、その人自身への否定につながりかねません。そのため教育者は、その人たちの強みを少しでも見出し、その人だからこそ見える「見かた」や「観点」が病棟の看護に役立つよう、看護実践の一員として巻き込んでいく必要があります。それにより、病棟における「居場所」が物理的かつ精神的につくられます。そうすることで新人看護師や中途採用者はこれまでの経験を十全に発揮しながら、今後の看護実践に役立つ経験へと進展させることができるのです。

レディネスをどのようにみるか

レディネス（readiness）は、学習する際の学習者側の準備状態を指します。看護師は、院内教育においてクリニカルラダーなど、所属する組織から与えられた役割に向けて、学習環境を整えていきます。役割を期待されることは、看護師にとってやる気にもつながりますし、学習の機会を広げます。一方、学ぶ当事者である看護師は、どのような役割を担いたいと思っているのか、自覚しているのか、について確認してみましょう。組織側の期待も重要ですが、学習者が学ぶ主体となって準備状況を整えていこうとしているのか、その意思を安心して告げることができる場の提供が重要になります。

たとえば、主体的に学ぼうとしない看護師を目にすると、その人を問題にしがちです。しかし、学ぶ準備状況や環境調整をどのように査定したのか、その問いは教育者側へと差し戻されます。学ぶ準備ができている学習者は、学ぶことに関心をもち、自ら学習を進める力をもっているのです。

学習の方向づけはより即時的で問題解決が中心

ペダゴジーでは将来役立つことに意味が置かれますが、アンドラゴジーでは、学習者が「今、困っていること」に応じてくれる「看護に役立つ」内容が求められます。そのため学習内容は、より具体的でわかりやすく、適用可能な知識や技術を求められる場合が多いでしょう。

教育者（主任）は、看護実践の現場で看護師がどのような課題に直面しているのか、情報を得ること、知ることが重要になります。また、そのテーマ性について時期を逸することなく取り上げ、研修企画を立てていく実行力も求められます。加えて、目の前の課題が解決できれば良いのではなく、その看護実践を振り返る機会を設けることで、体験を経験へと導くような、学習の発展的循環の場を設けていくことが必要になってくるでしょう。

自己決定型学習のための準備

ノールズは、前述のような成人学習者の特徴を踏まえて、成人学習の核を自己決定型学習に置きました。そして「他人からの助けの有無にかかわらず、自分の学習ニーズの把握、ゴールの設定、学習のために必要な人的・物的リソー

スの把握、適切な学習方法の実施、学習アウトカムの評価を行うことで個人が学習のイニシアチブをとるプロセス」としました。このアンドラゴジー・モデル[4]の基本は、学習の「プロセスのデザイン」にあります。そして教育者の役割を、看護師の学習を促進すること（facilitator of learning）とし、研修の設計と運営、学習資源（各専門家や教材など）の確保としました。さらにアンドラゴジー・モデルを構成する7要素として、①学習の雰囲気づくり（物的環境と心理的雰囲気への配慮があり、後者は、相互尊重、協力性、開放性などの調整が重要）、②学習者が研修計画に参加する、③学習者自身が学習ニーズの診断に参加する、④学習者が学習目標に参加する、⑤学習者が学習（研修）設計に参加する、⑥学習者が学習計画を実行する、⑦学習者が評価に参加する、としました。

　このように、学習者である看護師をいかに学習（研修）に参画するよう、プログラムをデザインするのかが鍵となります。現在行われている研修の多くは、教育者がセッティングし、看護師が参加する、そして教育者が評価する、というものであり、「教育」と「学習」が二分化されてはいないでしょうか。このような形態は、学習者が受け身となってしまいかねません。自分で決定し、方法を選択し、評価するという自己決定的な学習には至らないのです。

　では、自己決定型学習者（self-directed learner）へと促すためには、どうしたらよいのでしょうか。これまで受動的であった学習者を、急に自己決定的な学習者へと変容させることはできません。そのため、アンドラゴジー・モデルの目標を、自己決定的な学習者に向かって徐々に進んでいくことができるような段階的なプロセスを設けるなどの工夫が必要になるでしょう。教育者は、学習者を最初から自己決定的な学習者としてみなすのではなく、学習者である看護師が専門職として自らのキャリアを切り拓いていくための学習とその援助方法を整えていくことを、早急に行うべきかもしれません。

> **豆知識**　ノールズは学習者の学習を助ける方法として、学習契約（learning contract）を活用することを推奨しています。それは、教育者と学習者が学習の計画−実行−評価の過程においてともに確認しあうことです。具体的には、①学習ニーズをもとにした学習目標、②目標達成のための有効な資源と戦略、③目標が実現された程度を示すために収集されるべきエビデンス（根拠）、④評価の判断と活用の方法、です。

認識の準拠枠組み―見ているようで、見ていないこと

　ところで、新しい看護職者を迎えた新緑の時期になると、「今年の新人さん、何を考えているのか、よくわからないんですよ」というスタッフの声を聞くことがありませんか。世代が異なるキャリアを重ねた看護師が話す場合は合点もいきますが、2〜3年目の看護師もそのように感じているらしく、「学年が少しでも違うとわからない」のだそうです。社会の変化が加速している昨今、毎年入職してくる新人看護師を理解するために、現代の若者気質をはじめ、社会的背景とその特徴を踏まえることは重要です。その知識を頼りにすれば、より新人看護師を知ることが可能になります。

　しかし、ここでみなさんと共有したいことは、私たちの新人看護師を見つめるまなざし、つまり、私たちが相手をどのように見て、どのように認識しているのか、ということについてです。それは他者に対してのみならず、事象に対しても同様です。私たちは、自分がどのように見て、認識するのか、という準拠枠組みをもっています。その準拠枠組みをもとに、私たちは自分に関与する人や物や事柄をとらえ、判断しています。先の例でいえば、新人看護師を「よくわからない」と思うのは、自分の準拠枠組みのもとに判断しているわけです。このような見方の枠組みがあるからこそ、私たちは出来事についての判断ができるわけですが、一方で、その枠組みが固定化してしまうと、「見ているようでも見ていない」「わかっているようでもわかっていない」という現象が生じます。つまり、「見ているつもり」「わかったつもり」ということなのかもしれません。

「私と向き合う」学びと看護実践の関係

　成人学習は、これまで述べたような自身の認識枠組みとはどのようなものであるのか、それはどのようにつくられてきたのか、といった学びであることから、しばしば「私と向き合う」経験をします。では、「私と向き合う」ことは、看護実践とどのように関連するのでしょうか。

　看護実践は、看護師が患者を含むその状況を見ることで、その人の欲していること、看護的ニーズを判断することから始まります。看護師である「私」が

患者を含むその状況をどのように見て判断するのか、その思考と実践の統合が看護実践力といえるでしょう。看護実践力は看護の要ですから、その力量を高めることは重要であり、研修も頻繁に行われています。しかし、専門的知識があれば実践ができるかといえば、そうではありません。看護師が同じ知識を共有していても、実践をするのは個別具体的な存在としての「私」であり、個々の看護師によって認識枠組み（frame of reference）は異なります。そのため、私はどのように看護的状況を認識し、判断しているのか、という「私と向き合う」学習が必要になってくるわけです。自分の看護に対する価値や認識枠組みについての傾向を知ることで、専門的知識を生かした看護判断をさらに高めていくことができるのです。

批判的に振り返り「私と向き合う」

前項では、成人学習において看護師が自己決定型学習者へと育つための支援について見てきました。自己決定的な自律した学習者を育むには、どのように学ぶのか（how to learn）を段階的に学ぶ必要があります。そのため、アンドラゴジー・モデルは、一つの教授法として有効といえるでしょう。一方で決められた教育（研修）の場だけでその力を培っているのか、という疑問も残ります。

そもそも看護師の教育になぜ成人学習理論が必要であるのかといえば、先に示したように、看護実践の力量である判断力を育成するためでした。だからこそ看護師は、日々の看護的状況、その文脈において、学ぶことを切り離さずに実践しているのであり、その学び方が要といえるでしょう。看護師は、看護実践の現場で、自ら判断・決定し、倫理的実践のもとに責任を負っていくという専門職者です。そのため、自己決定的な学習者であることに意味を見出すことができるのだと思います。

ところで看護師は、同じ事象を見ても個人によってそのとらえかたは異なります。そのため、自分はどのように患者を含めた看護的事象をとらえ、認識しているのか、その価値観や信念体系、倫理観とは何か、といった判断枠組みを自覚することが必要です。

1970年代後半、米国の理論家、ジャック・メジローは、学習を「経験を解

釈したり、その経験に意味づけを行う」行為と定義をしました。メジローが学習を特別な活動としてとらえず、日常的な行為としたところに、学習観の特徴が見てとれます。このように、学習をある特定の場や状況において生じるものではなく、日常生活に関わるものとしてとらえた点は、看護師が看護実践を通して看護を学ぶというOJT（on the job training）に通じる考え方といえるでしょう。

　そしてメジローは、変容的学習（transformative learning theory）を提唱しました。成人の習慣化した認識枠組みを検討すること、つまり批判的な振り返りによって、これまでの人生で形成された物事を判断するための枠組みが覆され、世界観や生きかたさえも変容する、と述べています。また、その意味パースペクティブは、その人が生きている文化や社会、人間関係などによってつくられるともいわれます。人はこのレンズを通して世の中を見、解釈をしているわけです[5]。

　成人は、これまでの経験の中でかたちづくってきた「準拠枠」（ものの見方・感じ方・行為の仕方の習慣などの枠組み）と呼ばれるフレームワークを通して、思考し、行動し、対処しています。そして、この準拠枠が強固になるほどに、その枠の中でとらえることになっていき、視野は狭窄していきます。したがって、この準拠枠を自覚し、見方に偏りがないか、といったセルフモニタリングが必要になります。それだけではなく、メンバーとの相互主体的なコミュニケーションによって、他者の見方を参照し、自らの見方を振り返りその意味を考えるという、省察的な態度が求められることになります。それは同時に、自分のパースペクティブ（見方、見通し）が浮き彫りになり、理解することにもつながります。このように、省察的な学習の要素を含みながら、これまで無自覚だった自分を支えている価値観や前提を明るみにしていく変容的学習が可能になります。

成人学習者である教育者

　主任として、看護の先輩として、後輩看護師を育てるという機会を得た皆さんは、成人学習者であり成人教育者でもあります。当然のことですが、後輩看護師という存在がいてくれることで、教育者という役割が与えられているわけ

です。教育者として、相手に「これも教えたい」「あれも教えたい」という思いは大切です。どうぞ、惜しみなく教えてください。ただし、「教える」ことに没頭しそうになったときには、要注意です。相手があっての「教える」という行為です。後輩看護師をよく見ましょう。まずは受け止めましょう。そして、どのような関わり、教育方法が良いのかを熟考しましょう。

　私たち教育者は、あくまでも「看護実践を教える」ことを学ぶ、成人学習者なのですから。

実践で活かすための Tips

「経験」と「教育的促し」

　経験とはどのようにつくられるのでしょうか。ジョン・デューイ[6]によれば、経験には、直接的経験（primacy experience）と反省的経験（reflective-experience）があります。直接的経験（≒体験）は、人や出来事との出会いによって、何かよくわからないのだけれど気になる、という「感覚」が生じたり、心が揺さぶられるような「感動」など、そのことを説明したり解明したりすることが難しい事態を意味します。そして反省的経験（≒経験）は、直接的経験について振り返り、事態について論理的に説明ができるようになることです。それだけではなく、直接的経験であった曖昧な感覚などが整理され、意味づけられること、つまり体験の意味が与えられることを、経験と呼びます。大切なことは、これらが独自に成り立っているわけではなく、相互に連動していることです。豊かな経験には、その前提となる体験なしにはあり得ず、その体験においては、意味づけられた経験があるからこそ、気づくことができる、気になることが生じる、といえるでしょう。

　たとえば、新人看護師に勤務終了直後に「今日の出来事で印象に残ったことは何ですか」と聞いて、なかなか答えが返ってこないことがあるかもしれません。そのときは、本当に「印象に残っていることがない」のか、たくさんの出来事が混然一体となっているため「まだ表現できない」のか、判断が必要です。相手を急かすことなく、その人が出来事の整理ができると、「何

もない」と思っていた人が思いがけず重要な体験をしていたことに気づくかもしれません。さらに、その人自身がその体験を意味づけられるよう促すことが大切です。教育者が、新人看護師の体験を「今日貴方のしたことは、患者さんにとって○○○といった意味があるから良かったと思う」と言って、価値判断を伝える光景を見かけます。しかし、あくまでも意味づけるのは体験した本人です。先輩看護師として、感想や自らの経験を伝えることは相手にとって意味のあることではありますが、学習の主体が誰であるのかを見失わないことが大切です。「教育的な促し」という支援を試みてみましょう。

まとめ

- 教える人も教えてもらう人も、ともに成人学習者である。
- 双方の関係は、相互補完的にある。「教えてもらう人」は、教える人がいて看護を学ぶことができ、「教える人」は、教える相手（教えてもらう人）がいて、看護を教えることを学ぶことができる。
- 教育者は「看護実践を教える」ことを学ぶ成人学習者として、相手の状況を受け止めながら、変容学習を深めることが大切である。

📖 引用参考文献
1) マルカム・ノールズ. 成人教育の現代的実践—ペタゴジーからアンドラゴジーへ. 堀薫夫ほか訳. 東京, 鳳書房, 2002.
2) Knowles, MS. The Modern Practice of Adult Education. 2nd ed, New York, Cambridge, The Adult Education. 1980, 40-3.
3) Knowles, M S. et al. Andragogy in Action. San Francisco, Jossey-Bass, 1984, 1-8.
4) 前掲書3. 12-16.
5) シャラン・B・メリアムほか. 成人期の学習 理論と実践. 立田慶裕ほか監訳. 東京, 鳳書房, 2005, 376.
6) 早川操. デューイの探究教育哲学：相互成長をめざす人間形成論再考. 愛知, 名古屋大学出版会, 1994.
7) Merriam, SB. et al. Learning in Adulthood A Comprehensive Guide. 2nd Edition, John Wiley & Sons. 1999.

3 役割理論

株式会社サフィール　代表取締役　**河野秀一**

POINT

部署には、さまざまな役割が存在します。看護管理者はその役割を、単なる業務の割り振りとしてではなく、スタッフの育成機会ととらえて役割を与えましょう。期待する役割を明確にスタッフに伝え、共通認識をもって、依頼した後も行動を見守ることが重要です。

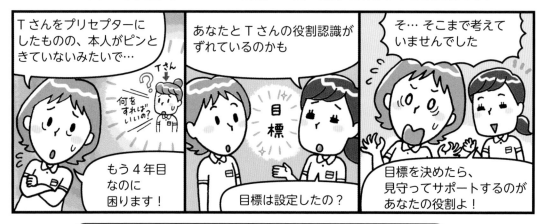

主任

Tさんは4年目なのにプリセプターの役割がわかっていないみたいなんです。

師長

Tさんには、プリセプターはどのような役割かを伝えたの？

もうプリセプターの役割はわかっているはずなので、自分でどんどんやってくれると思ったのですが。

それは説明不足のようね。ちゃんと面談して、あなたが考えるプリセプターとはどういうものかを伝えないと。成果目標は決めたのかしら？

「何月までに何ができている」と設定するんですね。

それを達成しようと頑張ることで成長できるのよ。目標を決めておしまいではなく、ちゃんと見守ってサポートするのが役割を与えた者の役割よ。

役割理論とは

　「役割（role）」という言葉の概念は、きわめて幅広くとらえられます。役割は、「役を割り振る」と読めるように、もともとは舞台や演劇からきた言葉です。そう考えれば、病院という舞台において、看護師資格を有した一個人が白衣を着てバッジをつけて「A病院看護師B」という役を演じている、ともいえるのです。看護師という役を演じる以上、演じるための知識やスキルが必要です。そして、その役割を通して人材育成につなげていこうというのが、役割理論のひとつの考え方です。同様に、患者も病院の中では患者役割を演じているといえます。社会生活では父親であり、祖父であり、大企業の社長かもしれませんが、病院に入院した場合は、患者という役割を担います。本書においては、主として「組織内における看護師育成」を観点として、役割（職務役割）について述べます。

　では、組織における役割には、どのようなものがあるでしょうか。みなさんの部署で考えてください。看護師長や主任という病院の人事制度に位置づけられた「役職」は役割といえます。また、チームリーダーやプリセプター、接遇委員という看護管理者が任ずるもの、スタッフに任せた役目も役割です。また、担当する業務のことを役務（えきむ）といいますが、これはスタッフが分担または協働して行うべき職務であり、これも役割といえます（表1）。

　役割理論とは、看護管理者が役職・役目・役務の内容を理解したうえで、部下に役割を与え、任じ、育成につなげていこうとするものです。上司は部下にその役割ができるであろうという期待があり、役割を与えます（役割期待）。

表1 **組織における看護師の役割**

役割	役割の考え方	例
役職	組織の人事制度に位置づけられた役職	看護師長、副師長、主任
役目	組織において看護管理者がスタッフに任ずるもの	チームリーダー、サブリーダー、プリセプター、臨床実習指導者、接遇委員、物品係
役務	組織員が分担または協働して行うべき職務	担当する業務・職務（看護業務、記録業務など）

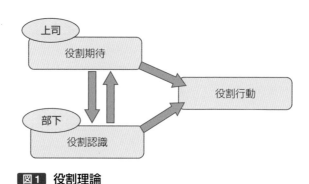

図1 役割理論

部下は、その役割を受け止め、内容を理解します（役割認識）。そして、役割に沿った行動を上司は期待し、部下は自分なりに役割を理解して行動するのです（役割行動）（図1）。

　ここで大切なのが、部下の「役割認識」です。上司から与えられた役割をどのように理解し、とらえるのかが重要なのです。仮に看護管理者がスタッフに対して、「あなた、今年3年目だから、この役割やって。毎年のことだからわかるでしょ」というような、説明不足の依頼の仕方では、看護管理者の期待が伝わらず、スタッフの役割認識が明確になりません。明確でない以上、役割行動も看護管理者の期待通りにはとれないのです。結果として、看護管理者が思い描いたような成果は得られません。看護管理者は、役割を与える際に、期待を明確に述べ、スタッフが十分理解し、納得できるような依頼のしかたが求められるのです。上司・部下とも役割認識をそろえることがポイントとなります。

🌱**豆知識**　役割を伝えるときは、しっかりと場所と時間を設定して面談し、その役割を与える根拠を明確にして依頼しましょう。その際、スタッフのキャリアビジョンも一緒に確認しておくと、今後の役割付与の際に役立ちます。

看護管理職という役割

　組織においては、看護師長や副看護師長、主任看護師という役職も１つの役割です。リーダーと何が違うかといえば、看護師長・副看護師長・主任看護師という看護管理者には、その役職に、それぞれ明確な「責任」と「権限」がセットになっているのです。看護管理者には、患者満足度や病床稼働率を高めるなどの責任、スタッフの評価をしたり有給休暇を認めるという権限があるのです。言いたくないことであっても、看護師長・主任としてスタッフや患者さんに言わなければならないのは、役割に「責任」があるからです。これは職責ともいいます。

役割を与える意味

　組織において、上司が部下に役割を与える意味を考えてみましょう。そもそも看護管理者がスタッフに役割を与えるのは、そのスタッフに「期待」があるからです。このスタッフならこれまでの仕事ぶりから、この役割ができるであろう、と考えて役割を与えるはずです。スタッフ本人は、自分ではわかっていなくても、看護管理者から見れば、この看護師はここが良いところだな、役割を与えればさらに伸びそうだな、などわかることが多くあるはずです。「ジョハリの窓」（次ページ図２）でいえば、役割を与えることは、看護管理者がスタッフの「盲点の窓」を小さくして「開放の窓」を広げる行為といえます。期待して役目（役割）を任ずるので、この役割は期待役割といってもよいでしょう。スタッフはその期待役割を果たすうちに、多くの知識とスキルを獲得していくのです。

　では、看護管理者がスタッフに期待をもって役割を与えた先には何があるでしょうか？　看護管理者は、役割を与えたスタッフに、まず役割に沿った「行動」を求めるはずです。そして、最終的には行動の結果、「成果」を求めるのです。役割を与えるということは、その取り組みや行動プロセスで成長を期待し、役割行動をした結果、すなわちアウトカム、成果を求めるのです。

　ここで、ある部署の４年目スタッフＡにプリセプターの役割を与える場合を考えてみます。まず、なぜ、Ａにプリセプターの役割を与えるのでしょう

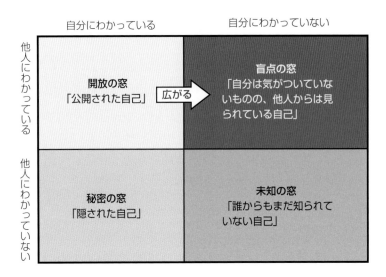

図2の上部ラベル:
自分にわかっている　　　自分にわかっていない

左側ラベル:
他人にわかっている
他人にわかっていない

開放の窓
「公開された自己」

広がる

盲点の窓
「自分は気がついていないものの、他人からは見られている自己」

秘密の窓
「隠された自己」

未知の窓
「誰からもまだ知られていない自己」

図2 **ジョハリの窓** （文献1より作成）

か。決して、表面的に「4年目だから」と考えてはいけません。看護管理者は、Aがこれまでやってこなかったプリセプターという役割を今年経験することで、さらにひと回り成長するであろうと、Aに期待して依頼するのです。また、これまでの働きぶりからプリセプターが任せられるであろう、という期待もあります。Aとしても、4年目でひと通りのことができるようになったとしても、新人を教えることで、さらに新たな気づきや学びがあるはずです。人に教えることで、知識やスキルの再確認ができ、定着が促進され、教育スキルも身につきます。指導者キャリアの第一歩にもなります。また、無事に1年経過し、すっかりと成長したプリセプティの姿を見ることで、自信にもなるでしょうし、モチベーションも高まるはずです。仮にうまくいかなかったことがあったとしても、その経験を振り返ることで、自分の指導方法や特徴などに対する新たな気づきになり、これも成長につながります。新たな役割遂行による経験は、「成長につながる良質の経験」といってよいでしょう。

　また、役割を担うと多くの場合は、その役割から当年の個人目標を設定します（図3）。プリセプターという役割をもらったのであれば、「担当する新人の技術チェックを年度末までに○％クリアさせる」であったり、「○月までに夜勤独り立ちができるようになる」などの成果目標を考えることでしょう。この

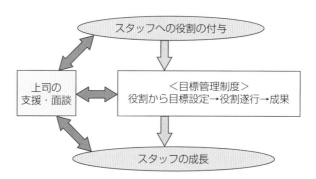

図3 役割理論と育成ツールとしての目標管理

ように役割には必ず成果が期待されるため、目標管理と連動しやすいのです。そして、スタッフは役割からの目標を達成しようとして、1年間頑張るのです。この1年間の頑張りから能力が開発され、スタッフの成長につながっていくのです。看護管理者としては、その頑張るプロセスを支援しましょう。役割を任じた以上、看護管理者にも責任があるのです。与える役割の内容、レベルも重要です。そのスタッフにとって新しい役割（役目・役務）であったり、少し難しいかなというレベルの役割が能力開発に有効です。役割理論と目標管理をうまく連動させると育成がうまくいきます。

🌱**豆知識** 役割は与えておしまいではいけません。適宜、現状や進捗状況などを確認することが必要です。機会を見つけて、声かけしたり、報告を求めたり、面談したりして、フォローし、成果につながるように支援しましょう。

実践で活かすための Tips

キャリアビジョンを確認する

　部署における役割にはさまざまなものがあります。もちろん、看護部や病院全体の委員会も多くあります。本人が興味のあるもの、やりたいものもあれば、やりたくない役割もあるはずです。その違いは、価値観やキャリアの志向からくるものが多いのですが、スタッフがどのようなキャリアビジョン

第1章

人材育成の基礎知識

を描いているのかを確認することで、役割を依頼する際の重要な手がかりになります。適材適所だったり、本人が希望する役割は動機づけにつながります。キャリアビジョンが描けているスタッフは、やりたい役割が主張できてよいですが、必ずしもそんなスタッフばかりではありません。ジェネラリストでいこうか、スペシャリストにいこうかなど、年代的にキャリアを決めかねているスタッフも多いはずです。その際に、「まずはこの委員の役割から始めてみない？」という進め方もあるでしょう。過去にたまたまやったことがないだけで、自分には向いていないと思い込んでいるだけかもしれません。スタッフによっては、一緒にキャリアを考えることで、役割付与がうまくいくケースもあるはずです。看護管理者としては、スタッフのキャリアビジョンを把握しておくとよいでしょう。

目標を確認する

スタッフが一人前になったら、役割で育成していくことになります。ひと通りの業務が何不自由なくこなせるようになると、その瞬間、スタッフは目標を見失います。そのときにこそ、この役割理論の出番です。しっかり観察し、面談しキャリアアンカーを確認するのもよいでしょう。そのうえで、役割を与えたら、その後スタッフに必ず目標を確認しましょう。役割を与えただけで、その後目標を明確化していなければ、役割遂行後、成長も反省も何も生まれません。目標があるからこそ、役割の達成感を味わえるのです。達成できなかった場合は、役割の課題が生まれるのです。どこがどうだったか、達成できなかった原因と行動を振り返り、掘り下げてもらい、その経験から気づきと学びを得られるように支援しましょう。

権限委譲をする・サポートする

役割理論を活用することは、「役割マネジメント」をしているといえます。漫然と役割をただ与えるだけでなく、スタッフの自立性を高める戦略的な役割付与を考えるのがよいでしょう。さらに、役割付与に合わせて権限委譲も考えておく必要があります。特に管理業務を分担させる場合、その役割を与えることの意味を考え、成果を見すえ、権限と責任を明確にすることが求められるのです。看護管理者に近い役割をただ与えるだけでなく、役割遂行す

る環境を整備することも看護管理者に求められるのです。また、動機づけのために役割付与するケースもあるでしょう。その場合は、役割付与後のサポートがいっそう大切になってきます。確実に成功体験を味わえるよう、面談などを活用して、しっかりとフォローを行ってください。

まとめ

- スタッフに役割を与えるときの伝え方、依頼のしかたが成功の鍵。
- 役割付与後は、目標管理制度とうまく連動させながら行動を観察し成果に導く。

引用・参考文献 ···

1) ジョセフ・ルフトほか. 対人関係における気づきのグラフモデル. 1955.
2) 杉浦正和. 役割理論の諸概念と職場におけるロールコンピテンシー. 早稲田国際経営研究. 44, 2013, 15-29.

4 動機づけ理論

相手が心から納得しなければ動機づけにはつながりません。看護管理者は、ポジションパワーに気をつけ、スタッフのことをよく知り、スタッフを信じ、承認しながら、根拠をもって伝えることにより動機づけましょう。

動機づけ理論とは

　病院や組織の経営資源には、「人・モノ・金・情報」と4つの資源があります。中でも看護管理者にとって最も重要な資源は「人」、すなわち、人的資源です。医療はサービス業ですから価値を生み出すのは言うまでもなく「人」だからです。

　この人的資源は、ほかの経営資源である、モノ・金・情報と異なる特徴をもっています。それは、「マネジメントによる可変性が大きい」ということです。言い換えれば、人的資源の価値・大きさは、無限大にもマイナスにもなり得るというきわめて特徴的な要素をもっているのです。なぜなら、人は感情をもっているから、というのがその理由です。看護管理者のマネジメントがうまくいくと、スタッフが能力以上の力を発揮することがあります。「火事場のバカ力」という言葉があるように、何かきっかけがあると人は普段からは信じられないくらいの高い能力を発揮できる可能性があるのです。

　一方、マネジメントが適切でないと、スタッフがもっている能力の半分も出せなかったり、場合によっては休職や退職に追い込んだりしてしまいます。仮に病棟のスタッフ数が25人、1人がもっている力を10として、25人全員が10以上の力を出してくれればよいのですが、現実は必ずしもそうではありません。これは看護管理者のマネジメントの巧拙が影響するからです。看護管理者の不適切なマネジメントにより、出せる10の力が10未満になったり、0になったり、場合によっては、ほかのスタッフの足をひっぱるなど、マイナスになったりすることもあるのです（図1）。まず、人的資源のこの特徴を押さえ

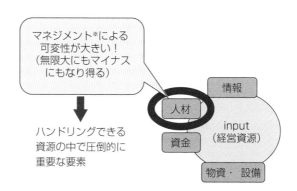

図1 人材マネジメント・人的資源管理

※狭義にマネジメントという場合、「人の管理」を示すこともある。

ておいてください。

その可変性に大きく影響するのが「動機づけ」です。動機づけとは、「人がある方向に向かって行動を開始し、それを維持しようとする心の働き」と定義できます。

行動を開始するときとは、どんなときでしょうか？　ある業務を依頼するときのことを考えてみましょう。看護管理者がスタッフに業務を依頼すれば、多くのスタッフは受けてくれます。それは、看護管理者にポジションパワーがあるからです。看護師長や主任という役職にはパワーがあるのです。しかし、ポジションパワーだけでスタッフを動かそうとすると、そこには、「やらされ感」が残ってしまいます。看護師長に言われたから、主任に言われたから嫌だけどやっている、という状態です。このようにポジションパワーで人を動かすことは、動機づけにはならないのです。そこで必要なのが、「納得」です。納得には根拠、すなわち意味づけが必要なのです。「これこれこういう理由でこの業務は自分にとって意味がある」と納得ができれば、その理由に動機づけられ、自らスタッフは行動を起こすのです（次ページ図2）。

人間関係論から生まれたもののひとつが動機づけ理論です。ここからは、代表的な動機づけ理論を3つ紹介します。

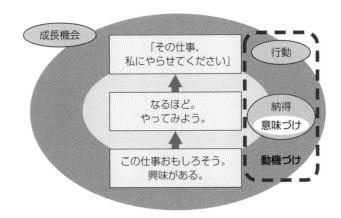

図2 スタッフが行動を起こすまでには……

> 🌱 **豆知識**　頭ではわかっていても行動に移せないときがあります。人が動くのは心が動いたときです。頭で理解して、それに、感覚や感情がオンされたときに納得が形成されるのです。話す際は、スタッフが共感できるような内容を盛り込みましょう。

アブラハム・マズローの欲求五段階説（図3）

　この理論は、有名な理論なので知っている人も多いはずです。現場のスタッフ育成の際に活用が可能で普遍性が高く、動機づけが必要な際には、常に意識しておくとよいでしょう。スタッフは社会人であり、病院・看護部・部署という組織の一員であるため、生理的欲求、安全の欲求、帰属の欲求までは満たされているはずです。スタッフの育成場面において、看護管理者として活用したいのは4番目の「自我の欲求」、すなわち「承認欲求」です。人は、認めてほしい、わかってほしい、声をかけてほしいのです。承認にもさまざま種類があります。一般的には、良いケアをして良い結果を出した場合に行う「結果承認」が有効です。良い結果が出た事実は、スタッフ本人が一番よくわかっていて、認めてほしがっています。そこで早いタイミングで、その結果を上司が承認するのです。意外かと思うでしょうが、この結果承認が有効なのは、中堅・

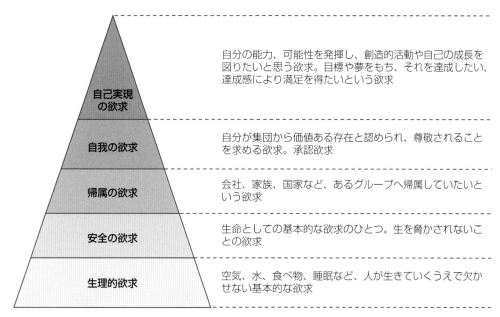

図3 アブラハム・マズローの欲求五段階説 （文献1より作成）

ベテランスタッフです。中堅・ベテランともなると、周りからは「できて当たり前」と見られ、難易度の高いケア・業務を実施しても、さらっとやってしまうため、承認を受けることが少なくなります。中堅・ベテランスタッフであっても人ですから、当然のように承認欲求はもっています。さらっとできたことも認めてほしいのです。ここで、看護管理者が「当たり前」ととらえて承認しないと、「見てくれていない、わかってくれない」と欲求不満に陥り、モチベーションが下がります。さらに、その状態が続くと、今度はその下の帰属の欲求を満たそうとするのです。多くの場合は、部署でインフォーマルグループをつくり、そこのリーダーとなって帰属の欲求を満たそうとします。さらに、自我の欲求を満たしてくれない看護管理者に反発することになるので、注意が必要です。

　また、若手スタッフや自信を失いかけているスタッフには、「存在承認」が有効です。姿を見たらあいさつをしたり、何か一言声かけするだけでも立派な存在承認です。さらに「あなたがいてくれてよかった」という言葉かけも大きな動機づけになります。

一番上の欲求が「自己実現の欲求」です。こうありたい、こうなりたいという目標や夢、ビジョンは皆、必ずもっています。自己実現の欲求を満たし動機づけするには、看護管理者がスタッフ一人ひとりのことを知り、キャリアビジョンを理解しておくことが求められます。

> 🌱**豆知識**　承認する際に、相手により伝わるのは「アイ（I）メッセージ」です。話す際、看護管理者はつい「あなたは〜」と言いがちです。しかし、本当に伝えたい内容のときは「私は〜と思う」と、アイメッセージで伝えたほうがよく伝わります。

ダグラス・マグレガーの XY 理論 （表1）

　XY 理論とは、1950 年代後半に米国の心理・経営学者ダグラス・マクレガーによって提唱された動機づけに関わる 2 つの対立的な理論のことです。X 理論は、本来人は仕事嫌いで、責任を回避し、怠けるものだ、という考え方をします。いわば、性悪説です。とにかく働け！ 働かないと罰を与えるぞと、強制・命令で人を動かそうとします。

表1 ダグラス・マグレガーのＸＹ理論

X理論

- 労働は、元来大多数の人にとって嫌なものである
- 大多数の人には野心がなく、自ら責任をとりたがらず、また命令をされることを好む
- 大多数の人は、組織的問題を解決するだけの創造性はない
- 動機づけは、生理的レベルと安全・安定レベルでのみ発生する
- 大多数の人は厳格に統制されるべきであり、また組織の目標を達成するよう強制されるべきである

Y理論

- 条件が整えば、労働は遊びと同じく自然なものである
- 組織目標を達成するには、自己啓発が不可欠である
- 組織問題を解決するための創造力は誰もがもっている
- 動機づけは、生理的レベルと安全・安定レベルでのみでなく、親和・自己実現レベルもみられる
- 人々は、適切に動機づけられれば、仕事に対し自律的であり、創造的である

（文献 2 より作成）

一方、Y 理論は、性善説をとります。人は元来、仕事が好きで目標のために
は進んで働く、という考え方をします。近代経営においては、この Y 理論を
ベースに考えます。スタッフを信頼し、時に権限を委譲し、自己管理させなが
ら、仕事を任せるのです。任せられたスタッフは、モチベーションが高まり、
良い結果を出しやすくなります。

フレデリック・ハーズバーグの二要因理論 (表2)

　米国の臨床心理学者フレデリック・ハーズバーグは、「動機づけ衛生要因理
論（二要因理論）」の中で、職務満足に関する要因には「不満足要因」と「満
足要因」があるとしています。動機づけ要因は、満たされると満足するもので
あり、不足しているからといっても必ずしも不満にはつながらないものです。
例として、やりがいのある仕事、達成感、責任感、自分の成長、承認などがあ
げられます。とくにやりがいのある仕事は、確実に動機づけにつながるといえ
ます。看護管理者としては、その仕事を通して達成感を味わえるような関わり
が必要でしょう。

　一方、衛生要因は、不足すると不満足が生じるものであり、逆に必要以上に
増やしても満足にはつながらないものです。例として、環境や給料、就業条
件、会社の方針などがあげられます。これは、言い換えれば「あって当たり前
のもの」といえます。環境でいえば、院内のエアコンなどは、あって当たり前

表2 フレデリック・ハーズバーグの二要因理論

動機づけ要因（満足要因）

• 満たされると満足する
• 不足しているからといって不満につながるわけではない
例：やりがいのある仕事、達成感、責任感、自分の成長、承認　など

衛生要因（不満足要因）

• 不足すると不満足が生じる
• 必要以上に増やしても満足につながらない
例：環境、給料、就業条件、会社の方針、人間関係、コミュニケーション、マネジメント　など

（文献 3 より作成）

です。故障したりすると途端に不満足が生じます。給料も実は、衛生要因に入ります。給料は動機づけに入ると思われがちですが、満足するのは4月の昇給時などほんの一瞬に過ぎません。5月になれば、もう当たり前になってしまうのです。

　看護管理者としては、動機づけ要因を意識しながら、スタッフと関わることが求められます。

実践で活かすための Tips

目標管理制度で活用する

　スタッフの育成を動機づけを行いながら進めるマネジメントツールとしては、多くの病院で導入されている目標管理制度があります。実は、目標管理制度には、紹介した動機づけ理論がいたるところに散りばめられており、実践につなげやすいのです。

　まず、目標設定を見てみましょう。スタッフが今年1年間取り組んで出したい成果を少し難しめの目標（ストレッチ目標）として明らかにし、看護管理者と共有して進めるのが個人目標の設定です。この目標設定は、「今年自分のやりたいこと＝やりがいのある仕事」としてとらえられますので「二要因理論の動機づけ要因」につながります。その意味で、自分で目標設定してもらうことが重要です。

　目標設定後、スタッフは、その達成に向けて業務を遂行していきます。これは日常的なやりとりです。日常では、声かけする機会をできるだけ多くしていくことが有効です。筆者の知っている優秀な看護管理者の中には、「1日の中で必ずスタッフ全員に声かけすることを心がけている」という人もいます。声かけを続けることで動機づけにつながるだけでなく、「私は期待されている」と感じ、いわゆるピグマリオン効果も表れてきて、スタッフの成長につながっていきます。また、業務依頼をする際には、時に看護管理者がスタッフに権限を委譲することもあるはずです。スタッフが自主的に業務遂行できるようにすることは、「人は元来、仕事が好きで目標のためには進ん

で働く」、という考え方に基づいて行います。すなわち、業務遂行については、「XY理論のY理論」を活用しているのです。また、目標管理制度は、目標設定時や中間・期末評価時などの3回の面談が組み込まれています。この3回の面談は、スタッフの目標設定や取り組み、成果を承認する場でもあるため、「欲求五段階説の自我の欲求」が満たされると考えられます。さらに、個人目標が達成されたとなれば、「欲求五段階説の自己実現の欲求」が満たされ、「二要因理論の動機づけ」につながります。また、面談は、自分の成長を確認できる場でもあるため、こちらも「二要因理論の動機づけ要因」にもなります。部署目標が達成されたならば「欲求五段階説の帰属の欲求」を満たすことにもつながります。

論理的思考

　スタッフを動機づけするには納得状態をつくることが第一歩です。納得には論理性が求められます。「こういう理由でこの業務はあなたに頼んでいるんです。そうするとこうなります」と明確に伝えましょう。看護管理者目線の主観的なとらえ方だけでなく、スタッフ側から、患者さん側からの視点を考えることも大切です。動機づけをするにしても、看護管理者の一方的な押しつけにならないよう、スタッフの納得度合いにも気を配りましょう。

> **まとめ**
>
> ・普段からスタッフの承認欲求を満たすようにこまめな声かけをする。
> ・ポジションパワーを使った押しつけにならないように注意する。

📖 引用・参考文献
1) アブラハム・H・マズロー. 人間性の心理学：モチベーションとパーソナリティ. 小口忠彦訳, 東京, 産業能率大学出版部, 1987, 604p.
2) ダグラス・マグレガー. 企業の人間的側面. 高橋達男訳, 東京, 産業能率大学出版部, 1970, 320p.
3) フレデリック・ハーズバーグ. 仕事と人間性. 北野利信訳, 東京, 東洋経済新報社, 1968, 258p.

5 人材育成の方法

神戸大学医学部附属病院　教育担当副看護部長　**ウィリアムソン彰子**

POINT

効果的な人材育成を進めるにあたっては、組織理念に基づいた教育方針を立て、組織に必要な人材を育成するための年間計画が重要です。その計画を遂行するための運営組織を構成し、定期的に評価をしながら進めていきましょう。

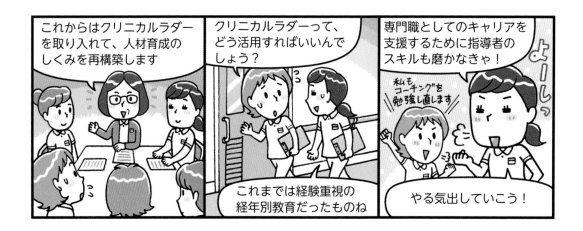

主任
クリニカルラダーを用いた人材育成のしくみの再構築って、大変そうです。

これまでは、経験重視の経年別教育だったところから一変するわね。専門職の教育ではティーチング、トレーニング、コーチングを使い分けるのも大切ね。

師長

私、コーチングをもっとしっかり勉強して、指導者としても成長していきたいです。

よーし、気が重かったけど、おかげで、やる気が出てきたわ。

どのような看護師を育成するのか

　1990年代以前の看護師の育成は職業訓練としての教育が主流でした。1990年代後半から看護教育は大学四年制へと移行していき、学問としての基盤づくりを進めてきました。この流れを汲み、臨床における教育も職業訓練としての教育から人格統治の教育へと移行してきています。

　パトリシア・ベナーは、看護師が専門職としてどのように成長するのかを現象学的研究法により明らかにして理論を紹介し、日本の看護師教育、卒後の人材育成のパラダイムに大きな変化をもたらしました。その理論の中でベナーは、看護師の能力は、初心者（novice）、新人（advanced beginner）、一人前（competent）、中堅（proficient）、達人（expert）という段階を踏んで成長していくのであって、経験年数に比例しないことを説明しています。また、おおよその人は三段階目の「一人前」には到達できますが、「中堅」への移行には大きな隔たりがあり、「達人」に到達できるのはごく一部であるともいわれています。ベナーが示した各能力段階の概要を表1に示します。かつての経年別の卒後教育から、クリニカルラダーを用いた継続教育へと移行する中で、このクリニカルラダーに示す能力を養うように学習支援することが求められます。

表1　ベナー看護論における看護師の技術習得過程

レベルⅠ	novice 初心者	初心者は状況についての経験が少なく、どのように振る舞うように期待されているのかがわからない
レベルⅡ	advanced beginner 新人	新人はある一定のレベルは実践可能となり、繰り返し起こる意味ある状況的要素に注目をする。もしくは、指導者に指摘されるとわかる
レベルⅢ	competent 一人前	一人前とは、同じ状況もしくは類似した状況で2～3年働いている看護師に代表されるレベル。長期的目標を設定し、計画を立てて意識的に活動が行えるようになっている
レベルⅣ	proficient 中堅	中堅看護師は、状況を部分的にとらえるのではなく、全体としてとらえている。ものの見方が思考によるものではなく、経験や最近の出来事に根ざした「現在そこにあるもの」である
レベルⅤ	expert 達人	達人の看護師は、分析的な原則に頼らず状況を理解し、適切な行動に結びつけることができる。状況を直感的に把握し、問題領域に正確にねらいを定めることができる

（文献1より作成）

このベナーの能力発達段階の枠組みをもとに、日本看護協会は2016年に「看護師のクリニカルラダー（日本看護協会版）」を公表しました。各ラダーレベルで求められる能力の定義を図1に示します。日本看護協会の看護の核となる看護実践能力は、①ニーズをとらえる力、②ケアする力、③協働する力、④意思決定を支える力の4点で構成されています。各実践能力には行動目標が示され、絶対評価を可能とする試みですが、評価者の評価基準が統一されているかの課題が残っています。

🌱豆知識
①クリニカルラダー開発の目的
　日本看護協会がクリニカルラダーの導入を推進する目的は以下の3点としています[2]。
1. 看護実践の場や看護師の背景にかかわらず、すべての看護師に共通する看護実践能力の指標の開発と支援
2. 看護実践能力の適切な評価によるケアの質の担保および保証
3. 患者や利用者などへの安全で安心な看護ケアの提供

②評価の視点
　評価の視点には「絶対評価」と「相対評価」があります。「絶対評価」とは、評価する項目や到達目標が定まっている客観的な視点で、知識や技術の評価に用いられます。それに対して「相対評価」とは、対象者に順位づけをして、一定の割合でランク分けをする方法です。たとえば、賞与支給で成績優秀者10%にインセンティブを与えたりする場合などに用います。

③看護師の3つの臨床能力[3]
- 看護実践能力：基本的看護技術提供から特殊・専門的・高度な看護実践能力
- 組織的役割遂行能力：看護チームなどの最小組織から看護部、医療施設、地域、国内での看護職能団体の中での役割遂行能力
- 自己教育・研究能力：技術専門職としての自己の技能を高め、さらに看護への科学的追求を行う能力

　日本看護協会は2002年に「ジェネラリストの標準クリニカルラダー」を作成しています。その際に示された看護師がもつべき能力の全体は「看護実践能力」のほかに「組織的役割遂行能力」「自己教育・研究能力」も含む3項目で示されました。しかし、2016年の「看護師のクリニカルラダー（日本看護協会版）」は、3項目のうち「看護実践能力」に特化した内容であり、その他の「組織的役割遂行能力」と「自己教育・研究能力」は各施設での評価指標とすると

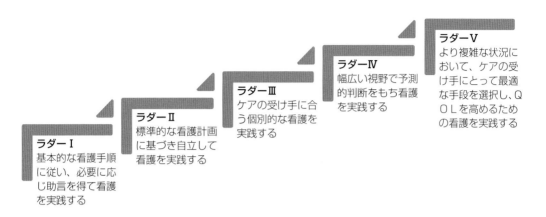

図1　看護師のクリニカルラダー（日本看護協会版）におけるラダーレベルごとの定義

（文献4より作成）

しています。この点を軽視し、かつての技術訓練に特化した人材育成に偏って
しまってはいけません。新たに採用した人材が「看護実践能力」を備えた看護
師となるように継続教育を計画するとともに、その実践能力を発揮するために
は「組織的役割遂行能力」が必要であること、そして実践能力を向上し続ける
ための「自己教育力」とその成果を可視化するためには「研究能力」が必要で
あることを忘れてはなりません。臨床で求められる実践能力は不変ではなく、
組織に求められる役割も社会の変化に伴い変化しています。そのような状況を
先取りしながら卒後継続教育を構成していくことが教育責任者に求められてい
ます。

どのようにして看護師を育成するのか

　施設内の継続教育は、組織の理念や目標を達成するために「どのような人材
が必要なのか」を見定めて立案する必要があります。他施設の教育計画は自施
設の計画立案の参考にはできても、異なる組織において必要とされる人材は同
じでないことを理解しておきましょう。また、組織に必要な人材育成をするた
めには、自組織の理念や方針に基づき、限られた資源の中でも最大限の成果を
出すことを考慮しながら、人材育成の戦略を立てましょう。そのうえで、筆者
の所属病院における継続教育の実際を日本看護協会が「継続教育の基準 ver.2」
で示した「組織と運営の基準」に沿って紹介します。

1）継続教育を提供する組織には看護職の生涯学習を支援する教育理念が明文化されている。

【神戸大学医学部附属病院看護部の教育方針】

1. 看護専門職として、高い倫理性および科学的思考に基づく看護を実践する能力を養う。
2. 高度な看護実践能力をもち、看護の特定領域の知識・技術を深め、専門性を養う。
3. 成人教育の概念を踏まえ、自己および他者の教育に取り組む能力を養う。
4. 組織の理念・目標を踏まえ、自己のライフステージに応じ、専門職業人として、目標を設定し、目標達成に取り組む能力を養う。
5. 患者中心の医療が有効に機能するように、チーム医療を推進する能力を養う。
6. 大学病院の職員として、医療を通じての地域および国際貢献できる能力を養う。
7. 災害救急医療の概念を理解し、災害発生時より短期・長期的な視野をもって看護活動を組み立て、実践する能力を養う。

2）組織は看護職の継続教育の責任者（以下、教育の責任者とする）を置く。
3）教育の責任者は看護部長の責任のもとで看護職の継続教育のすべての過程に責任をもつ。

　当院では、看護部管理室内に教育の責任者として教育担当副看護部長を置いています。教育担当副看護部長は、継続教育に関するすべての過程の責任者として、看護部長から権限委譲を受けて院内の教育担当者を采配しています。

4）組織は教育の責任者のもとに教育の責任者、教育委員会等の教育の企画・運営組織（以下、運営組織とする）を置く。
5）運営組織は組織図に明示されており、権限と伝達の系統が明確になっている。

　当院の教育運営組織は図2の通りです。継続教育および学生指導に関する審議は、毎月1回（2時間）の教育担当副師長会議で行います。この会議では、

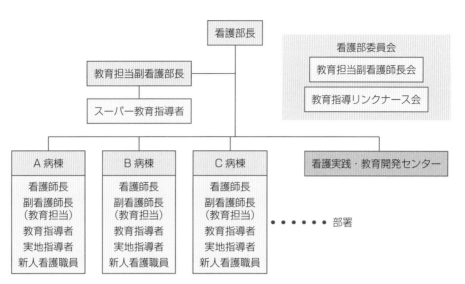

図2 神戸大学医学部附属病院看護部の教育運営組織

看護部内の集合研修の企画、実施、評価に関する審議を行います。看護実践・教育開発センター（以下、CDPセンター）に所属するスタッフ5名は、教育担当副師長会議で決定した計画に沿って研修企画がより質高く実施できるように研修準備や当日のサポートを行います。

　各部署の診療に専門特化した学習については、部署で任命されている「教育指導者」を中心に企画します。この教育指導者とは、院内で開催される教育指導者養成コースを修了したジェネラルラダーIV以上のスタッフです。教育指導者は毎月1回（90分）の教育指導者リンクナース会で所属での教育実践について審議を行います。

　当院では、この2つの会議が集合教育（Off-JT：off the job training）と部署教育（OJT：on the job training）をつなぐ重要な役割を担っています。教育担当副看護師長会ではCDPセンター専従の看護師長が議長を担当し、教育指導者リンクナース会では院内で任命されているスーパー教育指導者が議長を担当しています。このスーパー教育指導者は、院内で教育指導者としての活動を2年以上経験した後に、養成コースを修了したジェネラルラダーVを有するスタッフです。スーパー教育指導者は、月4回の活動時間を認められており、所属を巡回しながら教育指導者を支援する活動をしています。

6）運営組織は組織の教育理念に基づき運営される。

　教育担当副師長会議では、1）に示した教育理念に基づき、毎年看護部目標のもとに活動目標を立てて活動をしています。そして、中間評価、最終評価をしながら教育担当副師長会の活動評価を行い、次年度の教育計画および活動目標へとつないでいます。

7）運営組織に所属する職員の職務、業務および成果責任は明文化されている。

　当院では、副看護師長の職務記述書、教育指導者およびスーパー教育指導者の職務記述書を策定しています。職務記述書には、「中心となる業務」「役割」「権限」「責務」が明記されています。「中心となる業務（職務）」を公に遂行するためには「権限」と「責務」が与えられる必要があり、組織内での地位として「役割」を公に任命する必要があります。当院の教育指導者およびスーパー教育指導者は、教育者のキャリアパスを選択したものが特定の教育を受け、組織内の「職位」とは異なる「役割」を看護部長から任命を受けて行うのが特徴です。

8）運営組織の看護職の能力開発は、施設内教育、施設外教育を活用し行われる。

9）予算計画に基づき、継続教育に関する公的補助金も活用し、教育の企画・運営の活動に必要な予算を確保し、その妥当性を毎年評価する。

　看護師の育成を院内教育ですべて網羅しなくてはならないと考えないほうがよいと思います。謝礼金がかかっても院外から講師を招いて開催するのがよい内容もあれば、院外の研修に派遣して他施設の看護師と交流をもったほうが効果的な内容もあるからです。いずれにしても、教育を提供するにあたっては経費がかかります。教育環境を整える備品の整備、講師謝礼金、研修が勤務時間外での開催となる場合の手当をどうするかなども組織内でルールを明確にする必要があります。院外の研修に参加させるためには、旅費や参加費などの支援があるとよいのですが、限られた予算をどのように分配するかは教育責任者の責務のひとつです。教育体制をより良くするための予算の執行となるように、関係者での話し合いが重要です。

10）運営組織の運営、学習資源、教育活動はすべて記録・保管され、定期的に組織に報告される。

11）管理された記録は組織のもつ記録開示の基準に準じて閲覧、提出が可能である。

　研修会を実施することが教育を担う者の役割ではありません。年間で計画された研修の1つひとつが成果に結びついているか、という視点で研修会を評価する必要があります。そのためには、研修の企画、実施の詳細、参加者からのアンケートや研修目標の達成度などの評価を記録で残し、一定の期間は関係者が供覧できる場所に保管するようにしましょう。

　研修企画も多ければよいということではなく、臨床の看護師のニーズに合った研修を短時間で成果が上がる内容となるように準備する必要があります。そのため、講義中心の教育（ティーチング）から、実践に役立つ演習（トレーニング）を含む研修企画が増えています。そして、学んだ知識と技術を実践で活用できるように指導するには、現場の指導者のコーチング・スキルが重要だと考えています（図3）。

12）運営組織はその運営、学習資源、教育活動を定期的に評価するためのシステムをもつ。

　各研修会の評価が蓄積されると、年間計画として何が達成され、何が不十分であったかを評価することができ、翌年度の研修計画の改善に活用できる資料となります。臨床実践能力の向上に資する教育体制とするために、運営組織のメンバーで十分に審議できるように会議を運営していきましょう。そのためにも、研修会の開催に必死になりすぎて、評価に十分な時間がとれないことがないように、年間で教育にかけられる時間を把握し、タイムスケジュールを立てて、無理のない運営となるように調整をしましょう。

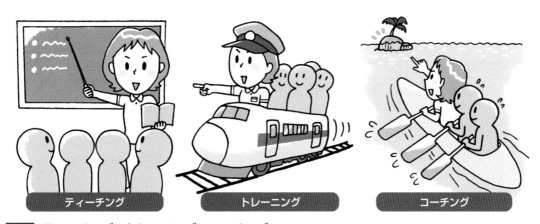

図3 ティーチング・トレーニング・コーチング

　図3（前ページ）では、「目標としている島に向かってボートを漕いでいるグループ」を表現しましたが、「コーチング」の語源は「coach（馬車）」です。イラストのボートも、馬車も、電車のように決まった道（線路）の上を進むのではなく、道なき道を目的地に向かって進んでいく乗り物です。風向きや波の立ち具合によって、直進でいくのか、迂回しながら進むのがよいのかを選択することができます。「急がば回れ」ということわざがあるように、目標に向かって直線の最短距離をとることが最善とは限りません。学習者の能力やペースに合わせて、時にはストレスがかかることもありますし、休息をとったりしながら、最終的には目的地に到達させるのがコーチの役割です。知識と実践をつなぐ指導法のひとつとして「コーチング」のスキルについて学びを深めていきましょう。

心得その1：傾聴する

　看護師は、問診は得意ですが、人の話を聴くのが得意な職業ではありません。日常の業務の中で、診療に必要となる情報を効率よく収集する能力は高いですが、対象者の話したいことにゆっくりと耳を傾けるということは、多忙を極める業務の中ではできないからです。しかし、コーチングにおける傾聴は、「学習者の気になっていることに耳を傾ける」ことが求められます。指導者の気がかりではなく、学習者が気がかりなことから解決をしていくことで学習者の学びが深まります。

心得その2：承認する

　看護師は、健康に何らかの問題を抱えている患者をケアの対象としていることから、解決すべき問題を見定めて、対策を立てることに長けています。職業柄、「この人の抱えている問題は何か？」を常に気にかけています。その思考を教育に適応してしまうと、「この学習者の課題は何か？」ということばかりが気になってしまうのです。コーチングでは、学習者の良いところは何か、できていることは何か、得意なことは何か、に目を向けます。もちろん、入職して間もない新人看護師にできることは限られているかもしれま

せん。しかし、新人看護師を職場の一員として迎え入れて存在を認めることで、新人看護師は組織に貢献すべく努力をするでしょう。そう信じることがコーチングの理念であり、指導を担う者としての大切な姿勢です。

心得その3：質問する

臨床教育の現場では「なぜ？」と質問をしてはいけない、という風潮があるようです。しかし、質問をしてはいけないのではなく、質問に質問を被せて学習者を崖っぷちに追いつめてしまうのがよくないのです。学習者の知識を試すような質問、回答が誤っていたときの指導者の反応、それが学習者の心を折ってしまうことがあります。学習者が答えやすい質問、答えが出ない場面ではさりげなくフォローをする。学習者が正しい答えに辿り着けるかは、指導者の良質な質問にかかっています。

まとめ

- 専門職としての看護教育の枠組みは「経年別教育」から「クリニカルラダー」へとパラダイムシフトをしよう。
- 効果的な人材育成のためには、教育活動の運営組織を整備しよう。
- 「ティーチング」「トレーニング」「コーチング」を適切な場面で使い分けよう。

📖 引用参考文献

1) Benner, P. From Novice to Expert: Excellence and Power of Expert Nurses 2nd ed. Menlo Park, Addison-Wesley Publishing, 2001, 307p
2) 日本看護協会. 看護職の役割拡大の推進と人材教育.（2020年4月6日閲覧）
https://www.nurse.or.jp/nursing/education/jissen/kaihatsu/index.html
3) 日本看護協会. 継続教育の基準 ver. 2.（2020年4月6日閲覧）
https://www.nurse.or.jp/nursing/education/keizoku/pdf/keizoku-ver2.pdf
4) 日本看護協会. 看護師のクリニカルラダー（日本看護協会版）.（2020年4月6日閲覧）
https://www.nurse.or.jp/home/publication/pdf/fukyukeihatsu/ladder.pdf
5) 鈴木義幸. 図解コーチングスキル. 東京, ディスカヴァー・トゥエンティワン, 2005, 93p

6 学習環境の調整

神戸大学医学部附属病院　教育担当副看護部長　**ウィリアムソン彰子**

POINT

2010 〜 2020 年の 10 年間は、卒後教育の体制に大きな変化がありました。その中で、教育担当者が学習者のために整えるべき学習環境にはさまざまな観点があります。それらを一つひとつ解説をもとに点検をしながら、より良い学習環境の整備について検討をしましょう。

卒後臨床教育における学習環境

　　2010 年に「看護師助産師保健師等の人材確保法」（以下、人材確保法）の中に「新人看護師の卒後継続教育の努力義務化」が追加されたことにより、看護の卒後臨床教育は大きく進展をしました。この法改正の後、国は新人看護師を採用している医療機関に補助金を支給し、新人看護師・助産師への卒後教育を提供することを義務づけましたが、卒後教育の内容を規定するものは示されませんでした。しかし 2013 年に厚生労働省は「新人看護職員研修ガイドラインの見直しに関する検討会」を開催し、2014 年 2 月「新人看護職員研修ガイドライン【改定版】」にて新人看護師に習得させるべき臨床実践能力、社会的責任や基本的態度の評価項目と目標とする達成度を提示しました。そして、補助金を受ける医療機関は、報告書として、年間の教育計画、看護基礎技術の習得状況、および離職率などを提出することが求められました。

　このような法整備を受けて、看護基礎教育および卒後教育における学習環境の整備が急速に進みました。ここでは、学習環境にはどういった内容が含まれるのかを見ていくことにしましょう。

> **豆知識　新人看護職員研修の努力義務化**
>
> 　新人看護職員研修が努力義務化となった背景には 2 つの法改正があります。1 つは「保健師助産師看護師法」により免許を受けた後も資質向上に努めること、もう 1 つは「看護師助産師保健師等の人材確保法」により雇用者に看護職員が研修を受ける機会を確保することが義務づけられたことです。

学習環境となるもの

　以下と**表1**に学習環境のリストを示します。みなさんの所属での学習環境の現状と改善点を検討しましょう。

什器

　学習者が学習をするための机や椅子、演習をするためのベッドや車椅子、研修をするためのスクリーンやホワイトボード、オーディオ機材など、比較的費用がかかる物品となります。施設内で調達できるものは借用したり、ないもので使用頻度の低いものはレンタル品で対応したりもできます。新採用者の技術演習のための広いスペースが確保できないときには近隣の大学の演習室を借りたこともありましたし、逆に大学教員が教材作成のために臨床現場で撮影をしたいというときには使っていない病棟を開放したこともありました。ホワイトボードがなくても、壁に貼るタイプや卓上の模造紙などもあります。予算がないから無理と諦めてしまうのではなく、どうやったら学習者にとって良い環境がつくれるのか、日ごろからのネットワークを活用して工夫していきましょう。

表1 学習環境のリスト

1. 什器	椅子、机、ホワイトボード、作業台　など
2. 教材	実物、模型、写真、映像　など
3. 資料	書籍・雑誌、プリント、写真、映像、事典、資料集　など
4. 指示	座席表、グループ表、タイムスケジュール　など
5. 掲示	会場案内、グループ番号、注意事項、学習目標　など
6. メディア	DVD、OHP、インターネット環境、Web環境　など
7. 道具	模造紙、マジック、付箋、演習材料　など
8. 場	教室、休憩場所、トイレ　など
9. 人	講師、支援者、運営者　など
10. 時間	長さ、取り扱い、平日・休日の利用　など
11. カリキュラム	講義、演習、体験、発表　など

（文献1を参考に作成）

教材

　講義で提供する資料は、手元にあるほうが良いもの、と手元にないほうが学習者の学びを促進するものがあります。学習者は何でも手元に欲しいと希望しますが、配布するタイミングも含めて工夫するとよいでしょう。文字での説明が理解しやすい人、図や写真のほうが理解しやすい人、実物や模型があると理解が深まるなど、学ばせたい内容に応じて種類と配布方法を検討をしましょう。私が学生のころ、解剖学を担当していた医師が、切断した「脚」を患者さんに提供してもらって、骨や腱の解剖を教えてくれたことは何十年経っても忘れません。

　また、私が新人看護師に「正しいオムツ介助の方法」を指導するときには、街中のドラッグストアで展示用にオムツを履かせている腰から膝上までのビニール製のお尻を見て、販売業者に問い合わせて提供してもらいました。ビニール製のお尻は透明なので、オムツを着用させた後に「横に向いて排尿をしても漏れないか？」をチューブから色水を流し入れる実験をして新人看護師に確認させたりしました。また、別の日は「正しいテープの剥がし方」を教えるために、カステラを買ってきて、カステラの底についている紙を茶色いおいしい部分を剥がさないように外す演習をしました。そういった身近にあるものが教材になることもありますので、楽しく学べる方法を開発して情報発信していきましょう。

> 🌱**豆知識　モンテッソーリ教育法**
> 　医師でもあり教育家でもあったモンテッソーリ博士は、「子どもには自分を育てる力が備わっている」という信念に基づき、子どもたちが遊びながら自分で学べる「教具」を開発し学ぶ環境を整えました。この教育法には、教える教師は必要なく、子どもたちが「自分で学ぶ方法」を身につけていく環境を整えるのが教師の役割でした。

資料

　教材の補足をするための資料は、学習者が学びたいと思った時に手に取りやすい距離に準備しておくとよいものです。資料は図書室に備えるのが一般的ですが、図書室に入れる資料の選定や、それらを利用できる環境を点検してみましょう。書籍や雑誌の整理は専任の担当者がいないと管理しきれませんが、バーコードで管理することで無人化が図れたりします。また、電子書籍も普及

してきており、図書室に足を運ばなくても文献にアクセスできる方法があることを学習者に周知することが学習支援となるかもしれません。

指示

学習環境を活用してもらうためには、それらの使用方法や注意点など、学習者にとってわかりやすい指示をする必要があるでしょう。演習室を使う場合の手順、学習用具の貸し出し方法、e-learning 教材へのアクセス方法など、準備した学習環境をどのように使えばよいのかをわかりやすく示しましょう。使用後は、次に使用する学習者が困らないように終了しておくことなどのルールを含め、学習環境に問題がないか管理者が定期的に点検をする必要があります。

掲示

学習者に学習の機会を知らせるポスター、研修会場に迷わずに到着できるような案内掲示、受付はどこに並べばよいのか、座席は自由なのか指定なのか、トイレはどこにあるのか、最寄りの自動販売機はどこなのか、会場全体で共有できる時計、アンケートはどこで回収しているのかなど、参加者にとって必要な情報を適切な場所に掲示して、研修生が安心して学習に集中できる環境となるように整えましょう。

研修後に参加者からの意見や評価などを供覧できるように掲示することは、参加できなかった人への教育的配慮として効果的だと考えられます。その掲示場所はどこが効果的でしょうか？ 病棟の休憩室、更衣室、教育部門の部屋の前、看護師が業務で使うパソコン内の共有フォルダなど、所属機関の状況を踏まえて掲示場所を検討してみましょう。

メディア

21 世紀は IT（情報技術）革命の時代で、学習環境にもめまぐるしく変化しています。かつては演習に使うマネキンも十分な数を準備できませんでしたので、学生同士で患者役になったりしながら技術の練習をしていました。最近では、コンピューター制御された人体に近い生理反応をするシミュレーターが手に入りますし、部分トレーニング用のシミュレーターも数多く販売されています。私の所属大学では、実際に VR（バーチャルリアリティ：仮想現実）を用

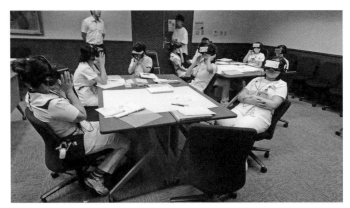

図1 VR 視聴を用いた学習風景

いた認知症高齢者への対応について学習する教材を作成しました（図1）。近い将来はさらなるメディアの発達により、看護教育の現場がこの写真のようになることが、現実味をもってきました。

道具

　講義や演習で用いる道具も学習環境の1つです。紙やペンなどの安価な消耗品から、前述したシミュレーターなど、準備できる範囲には限りもあると思いますが、年間の学習計画の中で、どこに費用をかけて学習支援をするかを検討しましょう。講義や演習に必要な道具を参加人数分確保するためには、手配に要する期間を見込んで早めに計画を立てて段取りを整えましょう。

> **豆知識**　たとえば、2020年度は感染症の影響により、集合研修の開催が困難となりました。web会議システムを使って開催するにあたっても、学習者に端末やWi-Fi環境がどの程度準備できるのかを調査し、その環境に合わせた研修プログラムを立てて対応するかたちとなりました。

場

　学習の場づくりは、参加者の人数、講義や演習内容に合わせた適切な広さ、形式の会場を準備することが重要です。講義が中心となるのであれば、スライドが見やすく座り心地の良い椅子があるホールを準備しますし、演習でグループディスカッションをするのであれば、フラットでグループ間の距離がとれる広さの会場を準備します。また、会場設営も、その都度机や椅子を動かして参

加者に動きがあるほうが良いのか、あらかじめ講義する場所と演習をする場所とを分けておき人が移動するほうが良いのかなど、効率良く時間が使えるように工夫をしましょう。

人

　講義や演習を進めるにあたり、必要となる人は講師だけではありません。会場の準備や学習者への対応、インストラクターやファシリテーターなど、学習目標を達成するために必要な人的資源を集める必要があります。臨床看護師の支援が必要な場合には、勤務調整がしやすい週末での開催としたり、市民ボランティアに患者役をお願いする場合には平日のほうが協力を得られやすいなど、支援者の状況を勘案しながら効果的な学習環境となるように調整をしましょう。

時間

　小学校では1限45分が多いですし、テレビの子ども向け番組はおおむね30分以内です。これは、対象者が集中できるであろう時間として設定されています。大学での授業は1コマ90分で設定されていることが多いですが、最近は講義ばかりでの90分は集中力がもちませんので、ディスカッションを入れたり、ゲームを入れたりと工夫をしています。

　では、仕事の後の疲れた状態での研修会ではどうでしょうか？　当院では夕方の研修会は1時間というのが原則です。それ以上の時間が必要であれば、週末での開催を企画します。研修会は、なるべく短時間で効率的に実施するようにしており、90分以上の時間を確保する研修会の場合には、その他、年間の行事や法定休日の数などを勘案して開催日を決定しています。

カリキュラム

　基礎教育であれば、科目単位の内容をどのように組み立てるかというのがカリキュラムです。卒後教育においては、研修計画の枠組みをどのように置くか、その枠組み（コース）の内容をどのように組み立てるかということになります。当院ではクリニカルラダーの枠組みを用いていますので、「ジェネラルラダーⅠ～Ⅴ」の枠組みごとに研修会のテーマを計画しています。そのほかに

は「全体研修」「教育指導者養成コース」「管理者研修」といった枠組みがあり、それぞれの枠組みに教育目標があり、その目標を達成するための研修会が企画されるということです。さらに、研修会1つひとつにも目標が設定され、その目標を達成できるように研修内容を企画していきます。

実践で活かすための Tips

卒後継続教育のマネジメント

　どのような規模の施設であっても、看護職員の卒後の教育計画を立案していると思います。それぞれの施設によって、必要となる人材も異なれば、所属している人材の特性や学習ニーズも異なります。よって、他施設においてどんなに素晴らしい教育計画であっても、それをそのまま真似ようとは思わないことです。

　まずは、どのような人材を育てるのかという教育理念を設定し、それをどのような枠組み（カリキュラム）で実施するのか、を考えましょう。卒後継続教育においては、クリニカルラダーを用いて対象者の能力レベルを分けた教育計画を立てる施設が増えてきました。しかしながら、「ラダーⅠは1年目」「ラダーⅡは2〜3年目」というように、かつての経年別教育計画の枠組みから何ら変わっていない計画を耳にすることがあります。何年目というのはあくまで目安として示されているとは思いますが、看護師の実践能力は経験年数に比例していないということを理解していれば、そのような枠組みから早く脱却できるでしょう。

　また、産休、育休に入る看護師の中には、同期入職の看護師から成長が遅れてしまうことに焦りを感じる人もいます。しかし、核家族化が進んでいること、祖父母もセカンドキャリアに就いていたりして育児支援が受けにくくなっていることも課題です。そういった看護師への支援として、当院では「D & N plus ブラッシュアップセンター（図2）」という部門[2]を2007年から設置しており、出産・育児の経験もキャリアアップととらえ、産前産後・育児休業中のメディカルスタッフのブラッシュアップを図る支援をしていま

す。具体的には、妊娠判明時から育児休業後の就業意欲を維持・継続するために各種の情報を提供すること、休業中の在宅学習環境を整備してスムーズな職場復帰を支援すること、職場とのつながりが維持できるよう定期的に院内情報や活動内容について広報誌の郵送やホームページを利用した広報活動を行ったりしています。

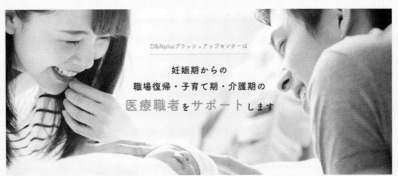

図2 神戸大学医学部附属病院 D & N plus ブラッシュアップセンターのホームページ（文献2より引用）

　このように、今現場にいる看護師のみが教育の対象なのではなく、学ぶ意欲のある人たちすべてが、どこにいても学ぶことができ、専門職として成長し続ける環境を整えることが重要です。

学生の臨床実習の環境整備

　看護学生にとって、臨床で学ぶ時間数は減少しています。だからこそ、学びを支援する環境整備が重要となります。たとえば、当院では学生が更衣をする場所やロッカー、カンファレンスや休憩をする場所、机や椅子などは、看護師とは別に確保しました。学生が朝の準備をしたり、臨床実習の後に明日の準備をするための居場所が必要だと考えたからです。

　学生が手術室に入室する場合のスクラブも準備しました。臨床の看護師と同じものを使っていると医師が学生だとわからなかったりするので、看護師とは色を変えて胸に「Nursing Student」の刺繍を入れて、チームの中でもわかりやすくしました。学校が準備をして持参していたころは、学生が持ち帰って洗濯とアイロンがけをしていましたが、実習中は看護計画の立案や翌日の実習準備に時間を使えるように、洗濯処理も医療スタッフと同様に外部

委託としました。

　学生の教材や資料は、看護手順をオンライン管理として学生にも閲覧できるように ID を付与し、電子書籍も拡充していくようにしています。実習中に必要となる看護備品（体温計、血圧計、パルスオキシメーターなど）についても、看護師と共用とすることで学生が遠慮をして使えなかったり、ゆっくりと実施できなかったりするので、グループに 1 〜 2 セットですが学生用として貸し出すようにしました。ダブルヘッド聴診器も指導者に貸し出しをしています。

　これらは、学生の実習を受け入れるにあたって納めてもらう実習費用から準備をしています。そのほか、実習中に使用する消耗品、特にスタンダードプリコーションは看護師と同様に実施するようにとオリエンテーションで説明しており、マスクやペーパータオルなども遠慮なく使用するように指導しています。そのように説明をしないと、市販のマスクを使っていたり、学校によってはタオルハンカチを持参させていたりしました。

　看護学生は、部外者でもなければお客さんでもありません。すでに専門職としてのキャリアの第一歩を歩み始めている私たちの同僚、仲間であるとの認識で受け入れるべきだと考えています。

まとめ

- 学習環境は学習者の学びに大きな影響を及ぼすため、学習者のニーズに合った整備が重要である。
- 整備した学習環境が十分に活用されるよう、学習者に周知すること、定期的に点検・評価することが必要である。

　　引用参考文献
1) 黒上晴夫編著. 総合的学習をつくる. 大阪, 日本文教出版, 1999, 244.
2) 神戸大学医学部附属病院 D & N puls ブラッシュアップセンター.（2020 年 4 月 1 日閲覧）https://www.hosp.kobe-u.ac.jp/dn/about/
3) 新井英靖. アクティブラーニング時代の看護教育―積極性と主体性を育てる授業づくり―. 京都, ミネルヴァ書房, 2017, 160p.

第 2 章

看護チームのマネジメント

1 准看護師への指示と業務

日本赤十字豊田看護大学　看護管理学領域　准教授　**南谷志野**

POINT

看護師と准看護師は、ともに療養上の世話または診療の補助に関して業務独占の規定があります。両者の最も大きな違いは、その業を行ううえでの指示の必要性の有無です。看護の質の担保と法の遵守のため、准看護師が看護師等に速やかに報告・連絡・相談をし、指示を受けて業を行うことができる勤務配置と体制づくりが求められます。

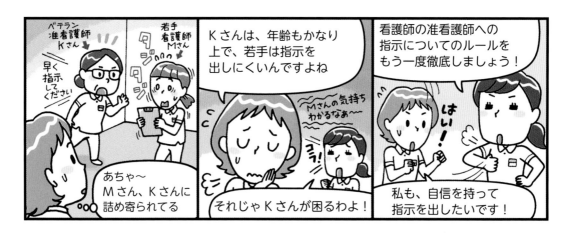

主任

経験豊富で年齢も高い准看護師への指示出しは若手にとってはハードルが高いです。

看護計画の立案や評価、看護管理、訪問看護におけるオンコール対応、実地指導などは看護師が担うべきであると考えられていて、准看護師は法律でその指示を受けなくてはいけないことになっているので、若手であっても指示は看護師が出さないといけないわけ。

師長

自分の役割と責任をお互いに自覚することですね。

看護部では、看護師の准看護師への指示についてのルールが決めてあるので、MさんやほかのMさんにも、もう一度ルールを徹底したほうがいいかもしれないわね。私たちもKさんとMさんが2人夜勤になっても困らないように気をつけましょう！

准看護師の現状

　とくに病院における准看護師の就業者数は年々数千人単位で減少していますが、准看護師教育は現在も続いており、2016年の時点で、全国で34.7万人の准看護師が就業しています[1]。

　准看護師は見かけ上、看護師と同様の業務を行っているにもかかわらず、看護師と給与格差があったり、保健師や助産師、専門看護師や認定看護師の資格をとることはできず、管理職や教育担当になることも困難であったり、キャリアアップの機会も限られています。また、現在行われている看護継続教育のほとんどが看護師を対象としたもので、准看護師が教育研修を受ける機会は非常に乏しい状況にあります。そのため、看護管理者は看護チームの一員である准看護師の進学支援などのキャリア開発を含め、准看護師のモチベーション管理を行うことが大切です。

🌱豆知識　准看護師

　保健師助産師看護師法第6条では、以下のように定義されています。「都道府県知事の免許を受けて、医師、歯科医師又は看護師の指示を受けて、傷病者若しくは褥婦に対する療養上の世話又は診療の補助を行うことを業とする者」

看護師と准看護師との協働を推進するために必要な体制整備の目指す姿

　2019年に日本看護協会より示された「看護チームにおける看護師・准看護師及び看護補助者の業務のあり方に関するガイドライン及び活用ガイド」[2]（以下、ガイドライン）には、看護師と准看護師が協働するうえでの体制整備についても述べられています。

　それでは、ガイドラインの内容を見てみましょう。

役割と責任を明文化する

　保健師助産師看護師法（以下、保助看法）で定める看護師と准看護師の業の違いに基づき適切に協働するためには、看護師と准看護師それぞれが自らの役

割と責任を自覚し、また相互に認識することが大切です。准看護師は見かけ上、看護師と同様の業務を行っているからこそ、職務規定や職務記述書、組織図などに、准看護師や看護師、看護管理者の役割と責任を明文化しておくことが求められます。

> 🌱**豆知識** **正看護師なんて存在しない**
>
> 看護師および准看護師はそれぞれ名称独占です。看護師と准看護師をまとめて「看護師」と表記してはいけませんし、准看護師と対比させて看護師を「正看護師」と表記することも間違いです。

准看護師の役割と責任

看護師は厚生労働大臣の免許を受けている、すなわち国家資格であるのに対して、准看護師は都道府県知事の免許を受けています。また、准看護師は保助看法に「医師、歯科医師又は看護師の指示を受けて、傷病者若しくは褥婦に対する療養上の世話又は診療の補助を行うことを業とする」とあり、看護師同様、療養上の世話と診療の補助に関して業務独占の規定が設けられていますが、業を実施するうえで指示を受ける必要があることが、看護師と准看護師の最も大きな違いです。たとえ医師や看護師の配置が少ない施設であっても、准看護師は看護師等の指示を受けて療養上の世話と診療の補助を行うという法律の規定は遵守しなければなりません。

法律や制度では看護職と看護者と看護師は明確に使い分けられています。すべての看護職に共通の看護実践の要求レベルと責務を示した日本看護協会の「看護業務基準」[3]や、あらゆる場で実践を行う看護者を対象とした行動指針である「看護者の倫理綱領」[4]の対象は准看護師も含みますが、看護師のクリニカルラダー[5]は准看護師は対象ではありません。「看護業務基準」と「看護者の倫理綱領」は、准看護師の役割と責任を考えるうえでも理解しておくべきものです。

> 🌱**豆知識** **看護職と看護者と看護要員**
>
> 看護職とは、保助看法において「保健師、助産師、看護師、准看護師の総称」とされており、看護者は、看護者の倫理綱領において「看護職の免許によって看護を実践する権限を与えられた者」とされています。なお、看護要員には看護補助者も含みます。

看護師の役割と責任

保助看法上、准看護師は「医師、歯科医師又は看護師の指示」を受けて療養上の世話を含む業を行うこととなっています。しかし、療養上の世話は看護師の業務独占です。そのため、実際には、療養上の世話に関する指示は看護師が出すことが望ましいといえます。看護師には、対象者の状態を総合的にアセスメントしたうえで、どのような療養上の世話をどのような方法で行うことが最適かについて専門的な判断を行い、准看護師に指示を出す責任があるのです。

また、看護師と准看護師の違いを鑑みれば、「看護計画の立案・評価」「看護管理（看護管理者のみならずリーダー業務も含む)」、状態変化に応じて一人で判断し対応することが求められる「訪問看護におけるオンコール対応」、看護師や看護学生に対する「実地指導や臨地実習指導」は、准看護師ではなく看護師が担うべきです。

> **豆知識　准看護師への指示**
>
> 准看護師への「指示」には、保助看法で定める業の実施についての「指示」と、①保助看法で定める業以外の業務の「指示」や、②労務管理上の「指示」があります。①には看護師長による研修参加の指示やリーダー看護師による緊急入院患者を担当するようにという指示などがあり、②には看護師長による時間外勤務の指示などがあります。

准看護師の業務実施体制を整備する

業務内容と業務範囲の明文化

看護計画立案・修正、看護管理、訪問看護におけるオンコール対応、実地指導および臨地実習指導は看護師が担うべきとはいえ、法律では「医師、歯科医師又は看護師の指示を受けて業を行うこと」と規定されているだけです。そのため、各施設において、准看護師が行わない業務については明記しておく必要があります。

また、看護師から准看護師への指示に関しては、「あらかじめ計画されていた看護を提供する場面」と「計画されていなかった看護提供が必要な場面」の2つに整理しておくことがよいです。「あらかじめ計画されていた看護を提供する場面」では、看護計画を「看護師から准看護師への指示」と位置づけることができます。その際、下記のようなルールを取り決めておくとよいでしょう。

- 看護計画の立案・評価は、看護師が担う。
- 看護師は指示した責任を負うため、看護計画を立案・修正した際には署名をする。
- 准看護師は、対象者の状態があらかじめ想定されていた変化の範囲を逸脱した場合には、速やかに看護師等に報告し、新たな指示を受ける。
- 准看護師は、業務の実施状況や対象者の反応について看護師に報告をするとともに記録する。
- 指示を出した看護師は、業務の実施状況や患者の反応を確認する。

　「計画されていなかった看護提供が必要な場面」においては、准看護師は改めて看護師等から指示を受けたうえで業務を行う必要があります。たとえ医師や看護師の配置が少ない施設であっても、准看護師が一人で判断し対応を迫られることがあってはなりません。また、新人看護師とベテラン准看護師のみで勤務している場合、新人看護師であっても准看護師に指示を出さなければなりません。看護管理者は、法を遵守することはもちろん、看護の質を担保するために、准看護師が直ちに看護師等に連絡をとり指示を受けることができるような体制づくりや、複数の部署を統括する看護師を配置するなどの看護職の配置・勤務体制を整えなければなりません。

実践で活かすための Tips

看護職と准看護師への教育・研修

　実際には、看護師からの指示が出されない状態で、看護師と准看護師が同じ役割や業務を担っている現場もあるかもしれません。看護管理者は、看護師と准看護師の法で定める業の違いやそれぞれの教育背景、役割を明記するとともに、それを周知・教育することをなおざりにしてはいけません。それによって、看護師は自分たちの専門性にもっと自覚と責任をもたなければなりません。

まとめ

- 准看護師が療養上の世話または診療の補助を行ううえでは、いかなる場合でも看護師などの指示が必要。

📖 引用参考文献

1) 日本看護協会．就業者数(4)看護師，准看護師(年次別・就業場所別)．看護統計資料室．（2020年3月6日閲覧）
https://www.nurse.or.jp/home/statistics/pdf/toukei04.pdf

2) 日本看護協会．看護チームにおける看護師・准看護師及び看護補助者の業務のあり方に関するガイドライン及び活用ガイド．（2020年3月4日閲覧）
https://www.nurse.or.jp/home/publication/pdf/guideline/way_of_nursing_service.pdf

3) 日本看護協会．看護業務基準2016年改訂版．（2020年3年6日閲覧）
https://www.nurse.or.jp/nursing/practice/kijyun/pdf/kijyun2016.pdf

4) 日本看護協会．看護者の倫理綱領．（2020年3月6日閲覧）
https://www.nurse.or.jp/home/publication/pdf/rinri/code_of_ethics.pdf

5) 日本看護協会．看護師のクリニカルラダー(日本看護協会版)．（2020年3月6日閲覧）
https://www.nurse.or.jp/home/publication/pdf/fukyukeihatsu/ladder.pdf

2 看護補助者の活用

日本赤十字豊田看護大学　看護管理学領域　准教授　**南谷志野**

POINT

看護師と看護補助者との協働は、古くて新しい課題です。医療の質向上のため、医療の効率性と安全性の確保のため、医療者の働き方改革のためと目指すものはさまざまですが、チーム医療のありようの転換が求められているのは間違いないでしょう。

看護補助者は看護チームの一員です。看護師には「看護補助者に対して適切な指示と指導を行う責任」があり、看護管理者には「看護チームを管理・監督する責任」があります。看護補助者の業務実施体制の整備に向けて、各職種の役割と責任や業務内容・業務範囲の明文化、看護職と看護補助者双方への教育を行うことが必要です。

看護補助者との協働は、古くて新しい課題

　　医療の高度化や少子高齢化によって、看護師に求められる役割や業務は増加かつ複雑化する一方です。そこで、限られたマンパワーの中で看護の対象者に最大限の利益をもたらすために、看護師が看護専門職としてなすべき業務に専念するべく看護補助者と協働することが求められています。

　　看護補助者との協働の必要性は、2007年の厚生労働省医政局通知「医師及び医療関係職と事務職員等との間等での役割分担の推進について」[1]において、ベッドメイキングや物品の運搬・補充、患者移送などの周辺業務を例にあげ、看護師と看護補助者間でも適切な役割分担がなされるべきであると言及されています。また、2010年の厚生労働省の「チーム医療の推進に関する検討会報告書」[2]においても、医療職の負担軽減や提供する医療の質の向上、医療安全の確保の観点から、看護補助者らとの協働を推進する取り組み（具体的には、活用状況の把握や業務ガイドラインの作成など）が推奨されています。

　　診療報酬改定にも、看護補助者との協働推進は政策誘導として色濃く表れています。2010年度の診療報酬改定において急性期看護補助体制加算が新設され、7対1入院基本料などの看護配置が高く救急患者を多く受け入れている病院のうち、重症度、医療・看護必要度が一定以上の場合、看護補助者の配置が

手厚く評価されるようになりました。2012年度の改定では、それまでの基準をさらに上回る看護補助者の配置が評価され、同時に夜間急性期看護補助体制加算が新設されて、看護補助者の夜間配置にインセンティブを与えました。この流れは今後も続く見通しで、2020年度の改定では急性期看護補助体制加算、看護補助加算の評価がさらに引き上げられることになりました。

看護補助者との協働は、「働き方改革」という文脈においても喫緊の課題となっており、2017年の「新たな医療の在り方を踏まえた医師・看護師等の働き方ビジョン検討会報告書」[3]において、「タスク・シフティング／タスク・シェアリングをこれまでの『チーム医療』を発展させる形で有効活用すべき」と述べられています。これまでの、周辺業務を看護補助者へタスク・シフティングする議論にとどまらず、看護師と看護補助者とのタスク・シェアリングを推進する動きのひとつとして、2018年度の診療報酬改定において、急性期看護補助体制加算の要件に「身体拘束等の行動制限を最小化する取り組みの実施を求める」と具体的に明示されました。

> **豆知識** タスク・シェアリング（業務の共同化）とタスク・シフティング（業務の移管）
>
> 今まで看護師が担っていた周辺業務を看護補助者に担ってもらうことは「タスク・シフティング」であり、看護師の指示・指導の下で看護補助者が直接ケアを行うことは「タスク・シェアリング」といえます。

看護師と看護補助者との協働を推進するために必要な体制整備の目指す姿

看護師と看護補助者との協働を推進すべく、日本看護協会も現場の体制整備に向けて、特別事業を展開しました。2013年には「看護補助者活用推進のための看護管理者研修テキスト」[4]を作成し、2019年には「看護チームにおける看護師・准看護師及び看護補助者の業務のあり方に関するガイドライン及び活用ガイド」[5]（以下、ガイドライン）を発行しました（次ページ図1）。

このガイドラインは、第1部がガイドライン、第2部が活用ガイドという2部構成となっており、各施設において看護師と看護補助者との協働を推進するために必要な体制整備の目指す姿が具体的に示されています。あらゆる場の看

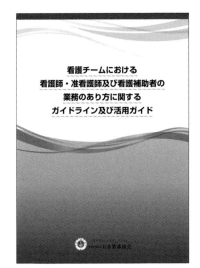

図1 看護チームにおける看護師・准看護師及び看護補助者の業務のあり方に関するガイドライン及び活用ガイド（文献 5 より引用）

護管理者・看護師を対象としており、看護師・看護補助者・看護管理者の役割や責任、業務のあり方に関する基本的な考えの根拠を法令などで示しながら、全体を通して看護管理者と看護師の責任を強調しています。

　ここからは、ガイドラインの内容に沿って看護師と看護補助者との協働を推進するために必要な体制整備について解説していきます。

役割と責任を明文化する

　看護師と看護補助者が効果的・効率的に協働するためには、看護師と看護補助者自身が自らの役割と責任を自覚し、また相互に役割を認識することが大切です。そのため、職務規定や職務記述書、組織図などに、看護補助者や看護師、看護管理者の役割と責任を明文化しておくことが求められます。

看護補助者の役割と責任

　看護チームとは看護師と看護補助者を含むチームのことです。これを押さえておくことは非常に重要です。なぜなら、チーム医療という言葉が盛んに使われるようになり、また看護師の最も身近にいる存在でありながら、「チーム医

療のメンバーは？」という問いに対して看護補助者をあげる人は意外に少ないからです。そして、看護補助者とは「看護が提供される場において、看護チームの一員として看護師の指示の下、看護の専門的判断を要しない看護補助業務（「傷病者若しくは褥婦に対する療養上の世話」および「診療の補助」に該当しない業務）を行う者」とガイドラインに定義されています。公的資格ではないため名称や業務について定めた法律はありませんが、厚生労働省告示[6]において「主治医若しくは看護師の指示を受け」て、看護補助業務を行うとされており、また厚生労働省通知[7]において「看護師長及び看護職員の指導の下に、療養生活上の世話、病室内の環境整備やベッドメーキング、看護用品及び消耗品の整理整頓、看護職員が行う書類・伝票の整理及び作成の代行、診療録の準備等の業務を行う」とされています。

　看護師には看護補助者に指示・指導を行う責任がありますが、当然、看護補助者にも実施者責任は伴います。看護補助者は自らの役割や業務の範囲を理解し、看護師の指示を受け、標準化された手順や指示された手順に則って、安全に業務を実施する責任があります。

豆知識　看護補助者へのタスク・シフトに関して、「看護師が看護ケアを手放す」ことに対する懸念を表明する人もいます。しかし、看護補助者が行うのは「療養生活上の世話」であり、看護師の業務独占である「療養上の世話」ではないことを心に留めておいてください。

看護師の役割と責任
　ここで「指示」と「指導」という用語が出てきました（表1）。
　指示とは、「ある業務を実施するように伝えること」です。療養上の世話は

表1 指示と指導の違い

	意味	誰が	何を
指示	ある業務を実施するように伝えること	主治医もしくは看護師	• その業務が療養上の世話であるか、療養生活上の世話であるか指示内容がその看護補助者に実施可能であるか
指導	業務の実施方法についての手順や方法を説明すること	看護師長および看護職（保健師、助産師、看護師、准看護師）	• 対象者の状態に応じた具体的なケア方法

看護師の業務独占であるため、看護補助者は療養上の世話ではない、療養生活上の世話に限り実施することができます。しかし、その業務が療養上の世話であるかどうかは、業務の内容だけでなく、対象者の経過、その時点での状態、予測される変化などを総合的に考慮したうえで決まるため、それを判断する役割と責任は看護師が担わなければなりません。さらに、指示内容（業務範囲や実施方法）については、看護補助者の能力や研修受講状況などを考慮し、実施可能であるかを判断したうえで決定しなければなりません。このように、看護師が看護補助者に業務の指示を出す際には、看護師には判断の妥当性についての責任が問われるため、とくに対象者と直接関わる直接ケアに関しては、指示を出した看護師が誰であるのか、どのような指示を出したのかを記録に残しておくことが大切です。

次に指導とは、「業務の実施方法についての手順や方法を説明すること」です。多くの看護補助者は医療・看護に関する教育を受けていないため、対象者の状態に応じたケア方法を判断する立場になく、標準化された手順や看護師長および看護職に指導された手順に則って業務を実施します。准看護師も指導を行うことはできますが、その場合は看護師から看護補助者への指示に基づいて具体的な実施方法を指導することになります。

看護管理者の役割と責任

では、看護管理者にはどのような責任があるのでしょう。

看護管理者には、看護師から看護補助業務の指示が適切に出され、業務に対する適切な指導がなされたうえで、最良の看護が安全に提供されているかを管理・監督する責任があります。また、各職種の業務内容・業務範囲の規定や適切な人員配置、教育・研修体制、採用や能力評価などの人事管理体制、リスク管理体制、労務管理を行う責任もあります。

🌱**豆知識** 看護補助者は看護師の指示を受け看護補助業務を行う必要がありますが、上司ではない看護師が看護補助者に時間外勤務などを命ずることはできません。あなたの施設の組織図はどうなっていますか？ 保健師助産師看護師法で定める業に関する指示系統（図 2a の看護師・看護補助者関係）と、人事・労務管理上の指示・命令系統（図 2b）を混同させていませんか？

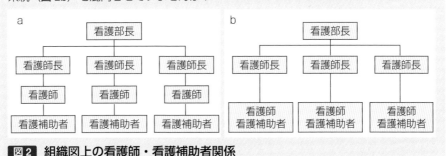

図2 組織図上の看護師・看護補助者関係

看護補助者の業務実施体制を整備する

　看護管理者として、看護補助者の業務実施体制をどのように整備していけばよいでしょうか。

業務内容と業務範囲の明文化

　職務規定や職務記述書において明文化した看護師と看護補助者の役割と責任を踏まえ、業務基準や業務マニュアルなどに業務内容および業務範囲、指示について具体的に明文化しておくことが求められます。ちなみに、病院の入院基本料および加算などに関する施設基準[7]に「看護補助者の業務範囲について、平成 19 年厚生労働省医政局通知に基づく院内規程を定め、個別の業務内容を文書で整備すること」と「業務内容及び業務範囲について、年 1 回以上見直しを行うこと」とされていますのでご注意ください。

　看護補助業務は、対象者に直接接しない「周辺業務」と、直接関わる「直接ケア」に大別することができます（次ページ**表2**）。「直接ケア」は「周辺業務」に比べて、求められる知識や技術が多く、またリスクも大きいです。業務基準に記載されているからといって一気に看護補助者へタスク・シフト／タスク・シェアするのではなく、まずは看護師が担っている「周辺業務」から進めるなど、誰がどの業務を分担することが最も効果的で効率的かを検討することが大

表2 看護補助者の業務内容

周辺業務	生活環境に関わる業務	病床および病床周辺の清掃・整頓	ベッド周囲の清掃、整頓、洗浄、消毒、交換、点検（ベッド柵、吸引器、酸素のボトル）
			使用していない医療機器などの清掃・整頓・点検（ポータブルトイレ、尿器、便器、車椅子、ストレッチャー、心電図モニタ送信機、点滴架台、酸素ボンベ、清拭車）
			病棟の処置室、機材庫などの整理整頓
		病室環境の調整	温度、湿度、採光、換気など
		シーツ交換やベッドメーキング（退院後、空床、離床可能な人）	
		リネン類の管理	寝具・リネン類の請求、補充、整理整頓
			汚染した寝具・リネン類の片づけ
	診療に関わる周辺業務	処置・検査などの伝票類の準備・整備	
		診療に必要な書類の整備・補充	
		診察に必要な器械・器具などの準備・片づけ	
		診療材料の補充・整理	
		入退院・転出入に関する業務　など	
直接ケア	入院、検査、病棟移動のための搬送	自力で移乗できる、自力で移乗できない場合は車椅子の移乗は看護師が行う、輸液ポンプ・シリンジポンプを使用していない、経鼻カニューレでの酸素投与は可	
	見守り	点滴・医療機器の使用がない、酸素投与がない	
	食事介助	嚥下障害がない	
	口腔ケア	自力で座位を保てない場合にはポジショニングは看護師が行う	
	シャワー、入浴介助	麻痺がない、自力での移動が可能、点滴・医療機器の使用がない、酸素投与がない	
	洗髪	一部介助や見守りで自力での移動が可能、経鼻カニューレでの酸素投与は可	
	手浴、足浴、温罨法、冷罨法、洗面と整容	感覚障害がない	
	清拭、寝衣交換、おむつ交換、体位変換、排泄介助（トイレ、ポータブルトイレ、便器、尿器）	麻痺がない、点滴・医療機器の使用がない、酸素投与がない 一部介助や見守りで自力での体位変換が可能	
	膀胱内留置カテーテルのバッグにたまった尿の破棄	蓄尿などの検査指示がない	
	配ト膳	食前の採血がない、内服薬・インスリン投与がない	

（文献8より一部改変）

切です。また、看護補助者が実施可能な直接ケアかどうかは、看護師が対象者の状態をその都度、総合的に判断するものですが、マニュアルなどに直接ケア対象者の状態像を明記しておくとよいでしょう。

　看護師から看護補助者への指示に関しても、「周辺業務」と「直接ケア」では方法を変えることができます。「周辺業務」については、各勤務帯や週間のタイムテーブルを作成し、それに則って看護補助業務を行うというルールを看護管理者が承認しておくことで、その都度、看護師から看護補助者へ指示を出さずとも効率的に協働できます。ただし、「直接ケア」については先にも述べたように、指示者や指示内容について記録に残しておくことが望ましいため、看護計画やクリニカルパスに明記したり、業務依頼票のようなものを作成し保存したりしておくとよいでしょう。

看護師と看護補助者への教育・研修

　安全で効果的・効率的な看護師と看護補助者との協働を推進するためには、看護補助者への教育・研修が必須です。看護補助者の配置に係る加算の施設基準として、看護補助者は表3の内容を含む院内研修を年1回以上実施することが求められています[7]。講義形式だけでなく、「看護補助者に求められること」や「自分たちにもできること」についてグループディスカッションを行うなど、看護補助者の役割意識を高めるような企画を考えるとよいでしょう。しかし、このような Off-JT（off the job traininng）を受講した看護補助者の多くからは、「実際に患者さんに実施するのは自信がない」と不安の声があがっています。そのため、研修受講後の OJT（on the job traininng）として技術チェックリストを活用したり[9]、看護補助者にもプリセプター制度を導入した

表3　看護補助者に実施されるべき院内研修の内容

- 医療制度の概要および病院の機能と組織の理解
- 医療チームおよび看護チームの一員としての看護補助業務の理解
- 看護補助業務を遂行するための基礎的な知識・技術
- 日常生活に関わる業務
- 守秘義務、個人情報の保護
- 看護補助業務における医療安全と感染防止　など

（文献7より作成）

表4 看護管理者が受けることが望ましい研修内容
・看護補助者の活用に関する制度などの概要 ・看護職員との連携と業務整理 ・看護補助者の育成・研修・能力評価 ・看護補助者の雇用形態と処遇など

（文献7より作成）

り[10]している施設もあります。

　また、看護補助者だけでなく、看護師にも看護補助者との協働に関する教育が必要です。院内研修だけでなく、日本看護協会等が開催している看護補助者活用推進研修を活用しても良いでしょう。看護補助者との業務分担阻害要因について調査した結果[11]、看護師と協働することに対して看護補助者が消極的だといった【看護補助者の姿勢】も要因のひとつとして挙がりましたが、多くは【業務分担に関する認識不足】や【業務調整不足】といった看護師側の要因でした。残念ながら、そもそも「看護補助者は看護チームの一員である」という認識が薄かったり、看護補助者の業務内容や業務範囲を知らなかったりする看護師は比較的多いです。繰り返しますが、看護師には看護補助者に対して「業務の指示を適切に出す責任」と「業務の適切な指導を行う責任」があることを忘れてはいけません。

　また、看護管理者も国、都道府県または医療関係団体などが主催する研修において、表4の項目を受講することが望ましいとされています[7]。

労務管理

　看護管理者には、看護チームの一員である看護補助者の労働安全衛生管理と労務管理が求められます。

　看護補助者の雇用形態は、常勤職員であることは比較的少なく、派遣職員、委託職員、嘱託職員などさまざまです。労働基準法において、医療機関の事業主が看護補助者と労働契約を締結する際には、契約期間、契約更新、仕事内容、就業時間、賃金などについて書面にて交付することが定められています。看護補助者へのタスク・シフト／タスク・シェアを進める中で、看護補助者から「こんなことまでやらされるとは聞いていない」と言われることのないよう、この時点で、看護補助者に看護師との協働の必要性と業務内容・範囲について

伝えておくことが大切です。また、看護師のように任意で加入できる賠償責任保険制度と同形態の看護補助者のための保険はないため、医療施設としての対応を確認しておくこともリスク管理としてはとても大切なことです。

実践で活かすための Tips

　ガイドラインが整備され、看護師と看護補助者の協働に向けた体制整備に取り組みやすくなりました。しかし、看護師や看護補助者の背景、患者層や診療内容など施設の状況はさまざまで、看護師と看護補助者の協働の促進要因／阻害要因も施設によって異なります。あくまでもガイドラインは目指す姿とし、自施設の現状分析を行ったうえで取り組んでいくことが必要です。

　また、看護補助者は看護に関する有資格者ではなく、年齢や教育背景、職業経験、就業動機、雇用形態など、さまざまな背景をもっています。そのような多様な人材をどのようにマネジメントしていくかが、これからの看護管理者にはますます求められるでしょう。看護管理者が認識している看護補助者の活用・協働における問題点として、①看護補助者間の人間関係、②接遇、③業務遂行能力、④仕事への意欲、⑤コミュニケーション不足、⑥看護補助者の確保困難、⑦看護補助者の背景の多様性、⑧業務内容の多様性に関する8つの問題があげられています[12]。これらの問題から今後の課題として、次のようなことがあげられます。

- 看護補助者に求められる能力とはどのようなものがあるのか、それはどのように評価し育成していけばよいのか。
- たとえば雇用主は派遣元である派遣職員や短期雇用契約の看護補助者に対して、どのように組織コミットメントを高めてチームビルディングしていけばよいのか。
- 看護職と看護補助者が協働することで、どのようなアウトカム（身体拘束の削減、看護師の直接ケア時間や超過勤務時間など）が期待できるのか。
- 深刻な看護補助者不足に対して、看護補助者の給与水準や労働環境などをどこまで本気になって改善できるか　など。

　安全で質の高い看護を効果的・効率的に提供するために、私たち看護管理

者みんなで知恵を出し合って、看護職と看護補助者の協働のあり方について考えていきましょう！

まとめ -

- 看護補助者は看護チームの一員で、看護師には看護補助者に対して適切な指示と指導を行う責任があることを肝に銘じておこう。
- ガイドラインをもとに自施設の状況に合わせた体制整備を行っていこう。

📖 引用参考文献 ··

1）厚生労働省. 医師及び医療関係職と事務職員等との間等での役割分担の推進について. （2020 年 4 月 13 日閲覧）
https://www.mhlw.go.jp/web/t_doc?dataId=00tb3751&dataType=1&pageNo=1
2）厚生労働省. チーム医療の推進に関する検討会報告書. （2020 年 4 月 13 日閲覧）
https://www.mhlw.go.jp/shingi/2010/03/dl/s0319-9a.pdf
3）厚生労働省. 新たな医療の在り方を踏まえた医師・看護師等の働き方ビジョン検討会報告書. 33. （2020 年 4 月 13 日閲覧）https://www.mhlw.go.jp/file/05-Shingikai-10801000-Iseikyoku-Soumuka/0000161081.pdf
4）日本看護協会. 看護補助者活用推進のための看護管理者研修テキスト. （2020 年 4 月 13 日閲覧）
https://www.nurse.or.jp/home/publication/pdf/fukyukeihatsu/kangohojyosha-text.pdf
5）日本看護協会. 看護チームにおける看護師・准看護師及び看護補助者の業務のあり方に関するガイドライン及び活用ガイド. （2020 年 4 月 13 日閲覧）
https://www.nurse.or.jp/home/publication/pdf/guideline/way_of_nursing_service.pdf
6）厚生労働省. 基本診療科の施設基準等の一部を改正する件. 厚生労働省告示第 44 号，第五病院の入院基本料の施設基準等，一通則(3). （2020 年 4 月 13 日閲覧）
https://www.mhlw.go.jp/file/06-Seisakujouhou-12400000-Hokenkyoku/0000196314.pdf
7）厚生労働省. 基本診療科の施設基準等及びその届出に関する手続きの取扱いについて. 厚生労働省通知. 保医発 0305 第 2 号 別添 2. （2020 年 4 月 13 日閲覧）
https://www.mhlw.go.jp/file/06-Seisakujouhou-12400000-Hokenkyoku/0000205633.pdf
8）前掲書 5. 44-5.
9）大城みどりほか. 看護補助員の夜勤導入時の不安軽減へのサポート 精神療養病棟への移行の中で. 日本精神科看護学術集会誌. 59(1), 2016, 254-5.
10）遠藤直子ほか. 手術部に勤務する看護補助者のプリセプターシップ導入後の評価：5 ケ月後の業務の習得状況から. 日本看護学会論文集 看護管理. 36, 2006, 356-8.
11）南谷志野. 看護補助者との協働のために取り組んだ 5 つの改善策. Nursing Business. 11(12), 2017, 21-5.
12）滝下幸栄ほか. 急性期医療施設における看護補助者の業務課題に関する質的検討. 京都府立医科大学看護学科紀要. 28, 2018, 33-41.

3 チームマネジメント

神奈川県立保健福祉大学　保健福祉学部　看護学科　准教授　**渡邊千登世**

POINT

チームは、メンバーとリーダーが合意した目標を達成するために密接に協力しながら作業をする集団です。チームマネジメントは、チームとしての協働を促進しメンバーのチームワークスキルを向上させながら、チームの課題や目標を達成できるように働きかけることです。

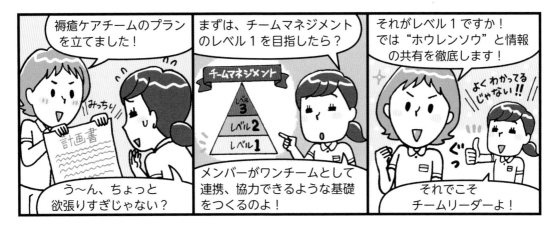

主任
褥瘡ケアチームのプランを立てたので見ていただけますか？

チームマネジメントにはレベル1から3までの段階があるんだけど、その段階に沿ってマネジメントするといいわね。
師長

レベル1ではどんなことを達成すればいいんですか？

レベル1はメンバーがワンチームとして連携、協力できるような基礎を築くことね。レベル2では、メンバーが自律した行動をとれるようになる、レベル3はチームを超えてコラボレーションができるようになる段階ね。

まずは、コミュニケーションが大切ですね。

それには、インフォーマルなコミュニケーションも有効よ。

医療現場におけるチームマネジメント

　近年の医療現場では、医療の質向上を目的に多職種によるチームが活躍しています。患者の高齢化に加え、医療の高度化や複雑化も増している中、診療報酬で加点がつくなど、わが国の医療政策としてもその取り組みを推進する動きを感じ取ることができます。また、看護師の業務についても、看護補助者など看護業務をサポートしてくれる職種をチームに迎え、質の高い看護を提供することを目標に協働することが推奨されています。このように、チームに求められることは、個人の能力だけでは十分になし得ない業務も、個人の総力以上にチームとしての力を発揮することで、より良い成果につなげることです。

　看護組織には、さまざまなチームが存在しています。1つの病棟にもいくつかのチームがあることでしょう。一例として、チームナーシングやモジュール型継続受け持ち方式などはチームの長所を生かした看護提供方式と考えられます。また、看護部内の委員会はそれぞれ、1つのチームといえますし、病棟で取り組む看護研究もチームで行われることが多いでしょう。病棟師長の立場では、病棟組織の中で1年間の病棟目標を達成するためには、どのようなチームが必要で、構成メンバーをどう組織するかといった多くのチームを取りまとめていく視点でマネジメントするでしょう。そして、チームそのもののマネジメントを遂行する役割は、副師長や主任、ベテランの中堅看護師などにゆだねられることが多く、その中でチームマネジメント力を発揮することが期待されます。

チームマネジメントとは

　そもそもチームとは何でしょうか。フラン・リースはチームについて、「グループの一種で、メンバーとリーダーが合意した目標を達成するために密接に協力しながら作業をする集団」と定義しています。また、「チームは集団としての目標や任務を達成するだけでなく、チームとして団結すること、メンバーのチームワークスキルを向上させることにも努力を惜しまない」[1]と述べています。

　このチームについての定義から考えると、チームリーダーとしての役割は、チームに与えられた課題や目標に向かってチームメンバーとともに成果が上げ

られるようにメンバーに働きかけることにあります。また、チームマネジメントの基本には、①チームの課題を見極めること、②チームの状況やリンケージ（チーム外の協力関係や連携）を動態的に把握すること、③周りの人（メンバーに加え、上司や支援者などチームを取り巻くひと）をその気にさせること、④コミュニケーションをよくとること[2]の4つがあるといわれています。

チームマネジメントの基本

　リーダーに選ばれ1つのチームを任されたときに、自分がリーダーの役割を担えるかどうか不安になることもあります。しかし、選ばれたことには、選ばれたなりの理由があるはずです。なぜ選ばれたのか、何を期待されているのか自分自身に問いかけてみることです。自分自身の経験や自分がお手本とするリーダーの言動を思い浮かべて、自信をもってリーダーの役割を遂行するように取り組むことが有効でしょう。

チームの課題を見極めること

　まず、チームが取り組む課題は何かということをリーダーが十分に把握しておく必要があります。課題は与えられる場合もありますが、自分から課題を見つけて取り組む場合もあるでしょう。いずれにしてもチームで課題に取り組む場合、その課題を達成したり成果を上げたりするには、目標を明確にしておかなくてはなりません。チームメンバーの一人ひとりが目標を理解することがメンバーの行動に影響を及ぼします。リーダーが考えた目標を一方的に提示するのではなく、成果を上げるためにどのような目標をもつべきかをチームメンバーと話し合うことで、それぞれが目標を理解することに役立つでしょう。

チームの状況やリンケージ（チーム外の協力関係や連携）を動態的に把握すること

　チームにも発達段階があり、最初からうまく機能するとは限りません。リーダーは、まずチームメンバー、一人ひとりの能力や強みや弱みを把握することが大切です。チームメンバーに権限委譲し、任せられる部分や支援を必要とする部分を見極めることがその後のモチベーションに影響するからです。また、

メンバーが個々の能力を発揮し、より良い成果を上げるには、メンバー間の関係性を把握し、チームワーク上の問題の有無を把握しておかなくてはなりません。意見や考え方の対立などチーム活動への支障を早期に発見し、チームメンバー間の相互理解を促すなどして解決しておくことが、チームを活性化させるためには必要です。

リンケージとは、チーム外の協力関係や連携のことです。チームが課題を達成し成果を上げるためにほかの専門家や上司などの協力が必要な場合、誰に協力をお願いするか、またほかのチームと協力して成果を上げることができないかなどを検討しておくことが大切です。

チームを取り巻く環境はチーム内のメンバーの成長や目標の達成度などによって、常に変化しています。動態的に把握するとは、常々これらの変化を敏感にとらえて、変化に応じて活動の計画に修正を加えたり、実行のスピードを調整したりすることです。

メンバーや周りの人をその気にさせること

チームの成果を上げるためには、まずメンバーの人たちがチームの目標を自分の目標として自律（立）的に活動を行えるようになることです。チームで活動することにやりがいをもち、一致団結して取り組むことができることにつながります。指示されなくてもチームのために自ら意思決定し率先して行動できるようになるとチームとしての成果がより上がることは明白です。

しかし、このようにメンバーを動機づけることは容易ではありません。リーダーの役割はメンバーの動機づけの状態をマネジメントすること、つまり成果についてフィードバックするなど目標によってマネジメントすることも大きな役割です。メンバーによっては、権限を委譲されることにやりがいを感じる人がいるでしょう。メンバーの自立心が高まっていれば細かな指示を与えるよりも自律（立）的な行動を支えるように働きかけるとよいでしょう。

メンバーの自己評価と同時にリーダーは継続的に結果に対するフィードバックをします。リーダーのポジティブなフィードバッグは、メンバーが自分で進捗を評価したり、受けたいサポートを示すことを促します。これらのフィードバックは、メンバーの自己効力感を高め、さらなる動機づけにつながると考えられています。

さらに、リーダーはチームを取り巻く人、例えばチームに期待している上司や支援者などへ進捗や成果を伝えることも大切です。これによって得られる上司からチームへの称賛はメンバーのその後の動機づけにつながります。また、支援者からの協力が得られやすくなります。

コミュニケーションをよくとること

チームマネジメントでは、コミュニケーションがとくに重要です。チームワークの要となるのがコミュニケーションに基づく協働です。理想的なコミュニケーションは、リーダーとメンバー個人の間での指示・命令や報告などの伝達にとどまらず（図1A）、チームメンバー全員が互いに積極的にコミュニケーションをとることです。これによって情報共有が進み、活動を補完し合ったり、助け合ったりというサポート関係が構築されること（図1B）が望ましいと思います。このようなコミュニケーションが図れるような体制づくりをリーダーは心がける必要があります。

そのためにリーダーは、メンバーに対して、カンファレンスや会議、面接のようなフォーマルなコミュニケーションのみならず、日ごろからちょっとした声かけや雑談というようなインフォーマルなコミュニケーションも心がけ、メンバーが気軽に相互に仕事の相談ができ、自由に意見が発言できるような風通しのよい関係を築くことを心がけるようにするとよいでしょう。

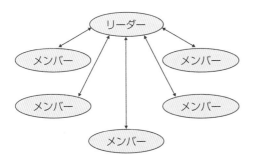 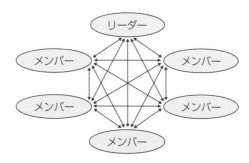

A：リーダーとメンバー間のみのコミュニケーション　　B：リーダーおよびメンバー間のコミュニケーション

図1 コミュニケーションの方向

チームマネジメントの評価

　リーダーはチームマネジメントを通して、チーム自体が成長しているかどうか評価する必要があります。古川はチームワークの3つのレベルについて説明しています（図2）[2]。

　レベル1は、チーム内でのメンバーの円滑な連携、協力、ホウレンソウ（報告・連絡・相談）、情報共有、円満な人間関係が構築されることです。レベル2は、メンバーが役割を超えた活動を行い、役割外（extra-role）行動や新規行動がとれるようになることです。レベル3はメンバーが創発的なコラボレーションや知的な相互刺激、情報の練り上げができるようになることです。つまり、レベル1はチームワークにとって基本となる行動がとれるようになることであり、レベル2は、メンバーが自律性をもって行動をとりつつチームの目標を達成するための活動を行っていくことです。レベル3はより質の高いチームワークを目指し、チームを超えてさまざまな他の活動をしているチームと協働し、イノベーションを起こすことや、新たな発見ができるような活動をしていくことです。リーダーはレベル3のチームとなるようにチームの成長を促すよう働きかけることが理想的です。

　このようなレベル1からレベル3へのチームの成長は、メンバー個人の能力が高まらなければあり得ません。そのためにはメンバーがチーム活動に対してモチベーションを維持できるような仕組みやチームづくりを心がけなければな

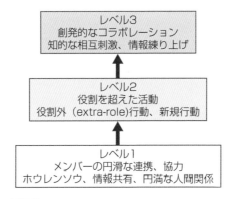

図2 チームワークの3つのレベル
（文献2より引用）

りません。そして、1人のメンバーがチーム活動で得た学びはほかのチームメンバーに伝達され、経験からの学習の積み重ねによって輪が広がるようにチーム全体へ波及していくように成長していくことが理想的でしょう。

🌱 豆知識

- フォーマルなコミュニケーションとは、業務遂行に必要なコミュニケーション（カンファレンス、申し送り、会議など）です。インフォーマルコミュニケーションは、チーム内や組織で何となく交わされる会話、雑談などで、フォーマルコミュニケーションを促進します。
- 目標管理（management by objectives and self-control：MBO-S）は、1950年代にピーター・ドラッカーが提唱しました。上司による目標の管理ではなく、個人が仕事の目標を設定することによって自己統制し、管理者個人の成長をサポートするためには動機づけ面接や評価面接を実施します。

実践で活かすための Tips

　筆者は、皮膚排泄ケア認定看護師で「褥瘡ケア検討会」という看護部の委員会の委員長を務めていました。現在のような褥瘡ハイリスクケア加算などの診療報酬の算定がない時代です。1人では褥瘡予防や局所治療の質の高いケアを実施し、褥瘡発生率の減少を目指すことは困難だと思い、褥瘡ケア検討会を立ち上げました。

　各病棟から看護師が集まってくれましたが、初年度のメンバーは褥瘡の知識や技術は未熟でした。まずは、メンバーの知識を増やすことや、リスクアセスメントツールを整理することなどから始めました。1年かけて、チームはレベル1のチームワークを達成できました。

　2年目は、病院全体の褥瘡発生率の低減を目指して各病棟のメンバーは自律的に予防対策に取り組んでくれました。3年目には、チームメンバー自らが「褥瘡予防用具の管理」「褥瘡発生率の調査」「教育と知識の普及」のための、3つの小さいチーム（1チーム4〜5名）をつくり、リーダーとメンバーで自律性をもって活動するようになりました。レベル2のチームワークです。

　さらに、年を重ね4年目には、ほかの栄養サポートチームや摂食嚥下検討会、QOL検討会などとのコラボレーションを考え、褥瘡予防のための栄養

改善のためのケアや患者の活動範囲の向上のためのベッドサイドリハビリテーションなどの検討をするようになりました。まさにレベル3への成長を成し遂げました。メンバーの能力も非常に向上し、新人の教育はメンバーのみで担えるほど成長していました。これには、チームメンバーを信頼し、成長に応じてさまざまな決定権を委譲したこと、検討会ではメンバーが活発に発言できるようにしたこと、学会出席などの目標も取り入れ毎年新たな挑戦を行ったこと、インフォーマルなコミュニケーションを重ねたことなどが秘訣であったと思います。

まとめ

- チームで達成すべき目標をチームメンバー全体で話し合うことで、メンバーの目標への理解が深まる。
- チームマネジメントでは、リーダーおよびメンバー間のコミュニケーションがとくに重要です。

引用参考文献
1) フラン・リース. ファシリテーター型リーダーの時代. 黒田由貴子ほか訳. 東京, プレジデント社, 2002, 6.
2) 古川久敬. チームマネジメント(日経文庫). 東京, 日本経済新聞出版, 2004, 40.

4 リーダーシップと フォロワーシップ

神奈川県立保健福祉大学　保健福祉学部　看護学科　准教授　**渡邊千登世**

POINT

リーダーシップとは与えられた状況で、目標達成のため、個人あるいは集団に影響を及ぼすプロセスです。一方、フォロワーシップは、フォロワーがリーダーとともに組織の目的を達成するために、パートナーとして力を尽くすことです。フォロワーは、リーダーを支援したり、助言したり、ときには異議を申し立てることもあります。

リーダーシップは看護スタッフにも求められる

リーダーシップは、一般的に管理職や指導者が発揮する能力や資質、パワーというようなイメージを抱きがちです。しかし、本来は日常生活においてもよくみられる現象です。小学生の学級委員長も立派なリーダーですし、大勢で鍋を囲むときには必ずリーダーが現れます。「私が鍋を作るから、ほかの人は具材に触らないで」というような、いわゆる"鍋奉行"といわれる人もリーダーです。つまり、誰かが人や集団に対して行動や言葉で方向性を指示し、それに賛同する人がいれば、立派にリーダーシップという現象が成立しているといえます。

看護職においてもリーダーシップは看護部長や看護師長などの管理職のみに求められるものではなく、看護スタッフにも求められ、期待される能力です。とくにわれわれ看護職は、チームで働くことがほとんどです。多職種のチームであったり、看護職者のみのチームであったり、目的・目標に応じてチームを組んで業務を遂行します。このような集団としてのチームには、リーダーとリーダーを支えるフォロワーが存在し、必ず、リーダーシップとフォロワーシップを発揮し合うという関係も存在します。

リーダーシップ

リーダーシップとは

リーダーシップについて、ポール・ハーシィらは、多数のリーダーシップに

関する著書の定義から共通するキーワードを見出しており、「リーダーシップは、与えられた状況で、目標達成のため、個人、ないし集団に影響を及ぼすプロセスである」[1]と述べています。

　この定義では、特定の組織に限定して述べられているわけではありませんし、マネージャーと部下というような、階層関係などに限定して生じる現象として述べられているわけでもありません。個人がほかの人の行動や言動に対して影響を及ぼし、影響を受けた人がいれば、リーダーとフォロワーが存在することになります。

　金井壽宏はリーダーシップを「とてもシンプルな現象である」といい、「信じてついていってもいいと思える人にフォロワーたちが喜んでついていっている状態がリーダーシップという社会現象であり、そのように信じられる人に備わっているものがその人に帰属されるリーダーシップの持ち味（パーソナル・アセッツ—パーソナリティ能力や価値観、エネルギー水準などを含む）である」[2]と述べています。

さまざまなリーダーシップ理論

　理論というと、小難しいイメージがあり敬遠されがちです。理論は実際に起こっている複雑な現象を論理的に説明するために用いられます。日々の業務の中でリーダーシップをとる役割を担っている看護管理者として、自分のリーダーシップのあり方について悩むときもあると思います。そのようなときには、リーダーシップの研究者たちの理論に少し目を向けて、看護管理者としての自分らしいリーダーシップの発揮のしかたについて考えてみてもよいのではないでしょうか。なかなか答えを見出すことは、難しいかもしれませんが、理論を参考に、自分が所属する集団でリーダーとしてのさまざまな経験にチャレンジし、積み重ねることが大切だと思います。

リーダーシップ理論の変遷

　リーダーやリーダーシップのとらえ方は、時代によって変化してきています。1945年以前は生来的に個人に備わっている性格特徴や資質とリーダーとしての潜在能力との関連を明らかにする、リーダーの特性論が中心でした。しかし、共通する特性を見出せず、リーダーシップの教育訓練に対する疑問も解

決できませんでした。1945 ～ 1960 年代には、態度的アプローチ論的研究が行われており、優れたリーダーとそうでないリーダーの態度や行動を比較し分類するリーダーシップの行動理論が現れました。三隅二不二の PM 理論などが代表的なものです。しかし、リーダーシップを発揮する状況が変われば適応できないことがわかりました。そこで、1960 ～ 1980 年代は状況適応理論が中心となりました。優れたリーダーは状況を見極めて、臨機応変にリーダーシップのスタイルを流動的に変化させているという理論です。ハーシィらが提唱した SL 理論やロバート・ハウスによるパス・ゴール理論が代表的なものです。1980 年代以降は、この状況適応理論を踏まえた、コンセプト理論が台頭してきました。組織を取り巻くさまざまな状況や課題に対して、解決を導くためのリーダーシップの発揮のしかたについて具体的な方法を議論するときに役立ちます。ジョン・P・コッターの変革型リーダーシップ、フラン・リースのファシリテーション型リーダーシップ、ロバート・K・グリーンリーフのサーバント・リーダーシップなどが代表的なものです。

変革型リーダーシップ

　変革型リーダーシップには、1988 年にコッターの「リーダーシップ論」があります。コッターは、組織を取り巻く環境の変化が激しい現代のリーダーが担うのは、変革とイノベーションであり、リーダーシップの鍵となるのはスタイルではなく、中身にあると述べています。また、変革を導くためのリーダーシップとは「方向性（ビジョンと戦略）の設定」を行い「人心の統合」を導き「動機づけ」を行うことであると述べています。コッターは、リーダーシップとマネジメントの違いについて、「マネジメントは複雑な環境にうまく対処することであり、リーダーシップは変革を推し進める力である」[3] と、明言しています。リーダーシップとマネジメントの機能は異なりますが、相互に補完し合うものであり、マネージャーにはこの両者が求められます。とくに変化のスピードが速い現代において重要性を増しているのは、リーダーシップであることを強調しています。

　変革を推し進め成功に導くためには、図 1 [3]（次ページ）のような 8 段階のプロセスを示しています。それぞれのステップは短期間に達成できるものではなく、また、ステップの一部を省略すると時間は短縮できても満足する成果は

① 緊急課題であるという認識の徹底
● 市場分析を実施し、競合状態を把握する。
● 現在の危機的状況、今後表面化し得る問題、大きなチャンスを認識し、議論する。

▼

② 強力な推進チームの結成
● 変革プログラムを率いる力のあるグループを結成する。
● 1つのチームとして活動するように促す。

▼

③ ビジョンの策定
● 変革プログラムの方向性を示すビジョンや戦略を策定する。
● 策定したビジョン実現のための戦略を立てる。

▼

④ ビジョンの伝達
● あらゆる手段を利用し、新しいビジョンや戦略を伝達する。
● 推進チームが手本となり新しい行動様式を伝授する。

▼

⑤ 社員のビジョン実現へのサポート
● 変革に立ちはだかる障害物を排除する。
● ビジョンの根本を揺るがすような制度や組織を変更する。
● リスクを恐れず、伝統にとらわれない考え方や行動を奨励する。

▼

⑥ 短期的成果をあげるための計画策定・実行
● 目に見える業績改善計画を策定する。
● 改善を実現する。
● 改善に貢献した社員を表彰し、報奨を支給する。

▼

⑦ 改善成果の定着とさらなる変革の実現
● 勝ち得た信頼を利用し、ビジョンに沿わない制度、組織、政策を改める。
● ビジョンを実現できる社員を採用し、昇進させ、育成する。
● 新しいプロジェクト、テーマやメンバーにより改革プロセスを再活性化する。

▼

⑧ 新しいアプローチを根づかせる
● 新しい行動様式と企業全体の成功の因果関係を明確にする。
● 新しいリーダーシップの育成と引継ぎの方法を確立する。

図1 **企業変革の8段階**（文献3より引用）

あげられないといわれています。

ファシリテーター型リーダーシップ

　ファシリテーター型のリーダーシップは、フラン・リースの著書『ファシリテーター型リーダーの時代』で紹介されています。リーダーはビジョンや目的を決め、ビジョンを実現するため、あるいはビジョンの実現に近づくために部下や同僚の行動や意欲を鼓舞する立場にあります。一方、ファシリテーター

は、「グループのメンバーが協力し、生産的な仕事ができるようにツールや手段を提供しながらグループを導く人」[4]とされています。つまり、自らが問題解決のために中心的な役割を担うわけではなく、グループメンバーのもっている能力を引き出し、グループが自立して問題解決できるように支援したり、促進したりする人のことです。ファシリテーター型リーダーシップは、このファシリテーションスキルをリーダーシップの一形態として活用しています。グループの中で中立的な立場をとりメンバーから意見を引き出し、メンバー同士で自ら決定できるように働きかけるリーダーシップです。グループから一歩身を引きながらもメンバー個々人を尊重しつつ関係性を構築し、共通の目的に向かって協働するようにサポートを行うリーダーシップといえます。

サーバント・リーダーシップ

　サーバント・リーダーシップは、1970年にグリーンリーフが提唱した実践哲学です。サーバントという言葉は通常、「使用人」や「召使」「奉仕者」という意味で用いられます。一方、リーダーは「指導者」「先導者」という意味です。この2つの用語は相反すると思われますが、グリーンリーフは一人の人間の中で2つの役割が融合することは可能であると考えました。また、グリンリーフは「リーダーの地位や権限の威力によってフォロワーがついてくるようならば、それは真のリーダーシップではなく、リーダーは、まず相手に奉仕をし、その後で相手を導くものである」という確信をもっていました。リーダーは人を支配するのではありません。サーバント・リーダーシップは、リーダーの信じるミッション（使命）や描いているビジョンに共感し、信頼を置き、それを共に実現しようとするフォロワーを、まず支援し、奉仕したいという自然感情から始まるといいます。フォロワーへの奉仕を通して導きたいという気持ちになり、リーダーとしてフォロワーを導くという役割を受け入れると説明しています。

　サーバント・リーダーシップでは、まず個々のフォロワーに焦点を当てて話を傾聴、共感し、それぞれの能力を引き出しながら、個々に役立つ方向で組織全体の目標達成を示唆するので、個人と組織の成長と調和が図られます。米国グリーン・リーフセンター前所長であるラリー・C・スピアーズは、グリーンリーフがあげたサーバント・リーダーの12の持ち味を整理して「10の属性」[5]として整理しました（次ページ図2）。これらの属性はサーバント・リーダーの

共通する行動特性であるため、サーバント・リーダーを目指そうとする場合には、これらの項目が自分に備わっているかどうか確認するときに役立ちます。

フォロワーシップ

リーダーシップは、与えられた状況で、目標達成のため、個人、ないし集団に影響を及ぼすプロセスであるという定義をリーダーシップで紹介しました。この関係の中でフォロワーは一方的に影響を受けているだけでしょうか。リーダーが自分の行動に権限と責任があるように、共通の目的や目標をもって働くフォロワーにも当然、行動に責任があります。組織や集団の中で大多数を占めるのはフォロワーです。フォロワーの行動や態度のよし悪しによって、組織やリーダーへの影響を及ぼしていることは明白です。フォロワーの一人ひとり

① 傾聴（Listening）
　大事な人たちの望むことを意図的に聞き出すことに強く関わる。同時に自分の内なる声にも耳を傾け、自分の存在意義をその両面から考えることができる。

② 共感（Empathy）
　傾聴するためには、相手の立場に立って、何をしてほしいかが共感的にわからなくてはならない。ほかの人々の気持ちを理解し、共感することができる。

③ 癒し（Healing）
　集団や組織を大変革し統合させる大きな力となるのは、人を癒すことを学習することだ。
　欠けているもの、傷ついているところを見つけ、全体性（Wholeness）を探し求める。

④ 気づき（Awareness）
　一般的に意識を高めることが大事だが、とくに自分への気づき（self-awareness）がサーバント・リーダーを強化する。自分と自部門を知ること。このことは、倫理観や価値観とも関わる。

⑤ 説得（Persuasion）
　職位に付随する権限に依拠することなく、また、服従を強要することなく、ほかの人々を説得できる。

⑥ 概念化（Conceptualization）
　大きな夢を見る（dream great dreams）能力を育てたいと願う。日常の業務上の目標を超えて、自分の志向をストレッチして広げる。制度に対するビジョナリーな概念をもたらす。

⑦ 先見力、予見力（Foresight）
　概念化の力と関わるが、今の状況がもたらす帰結をあらかじめ見ることができなくても、それを見定めようとする。それが見えたときに、そうはっきりと気づく。過去の教訓、現在の現実、将来のための決定のありそうな帰結を理解できる。

⑧ 執事役（Stewardship）
　執事役とは、その人に大切なものを任せて信頼できると思われるような人を指す。より大きな社会のために制度を、その人になら信託できること。

⑨ 人々の成長に関わる（Commitment to the growth of people）
　人々には、働き手としての目に見える貢献を超えて、その存在そのものに内在的価値があると信じる。自分の制度の中の一人ひとりの、そして皆の成長に深くコミットできる。

⑩ コミュニティづくり（Building community）
　人間の歴史の中で、地域のコミュニティから大規模な制度に活動の母体が移ったのがここのところの人間の歴史だが、同じ制度の中で仕事をする（奉仕する）人たちの間に、コミュニティを創り出す。

図2 スピアーズによる10属性（文献5より引用）

が、個人として、あるいは集団としてどのような意識をもち、行動すべきかを考える必要があるのではないでしょうか。リーダーシップとフォロワーシップは表裏一体です。リーダーがフォロワーへ期待することやフォロワーがどのような行動をとるべきかを考えることは、結局、リーダーシップのあり方を考えることにつながるのではないかと思います。

リーダーが期待するフォロワーシップとは

　医療を取り巻く環境は常に変化しています。変化に対応し、何らかの変革を起こすことをリーダーは求められていると思います。変革を推進するリーダーに対してフォロワーはどのようにフォロワーシップを発揮すればよいのでしょうか。フォロワーに求められる態度をアイラ・チャレフは「勇敢なフォロワーに求められる5つの勇気」[6]として提示しています。「責任を負う勇気」「役割を果たす勇気」「異議を申し立てる勇気」「改革に関わる勇気」「良心に従って行動する勇気」の5つです。

　「責任を負う勇気」とは、自分自身と組織に対する責任を引き受けることです。リーダーと共通の目的に向かって、自分の考えに基づいて自ら行動を起こすことです。「役割を果たす勇気」とは、リーダーを支えるために困難な仕事であっても果敢に挑戦することです。「異議を申し立てる勇気」とは、リーダーや組織の行動や方針が倫理や道徳的観点から自分の考えと食い違う場合に、異議を申し立てるなど、自分自身の誠実さを犠牲にしないことです。「改革に関わる勇気」とは、改革の必要性を理解してリーダーや組織と団結し、改革に深く関わることです。ときにはフォロワーから改革の必要性に気づき、リーダーに進言することもあるでしょう。「良心に従って行動する勇気」とは、高い価値観に従って行動し、倫理や道徳的観点から問題があるときは上司の命令に従わないと決断することもあるということです。

　これらのフォロワーの行動や態度は、組織や変革しようとするリーダーを強力に支援する優れたフォロワーといえます。ただ、階層化された組織においては、フォロワーがこのような勇気をもつことは、困難を伴うことがあります。メンバーがこのようなフォロワーに成長してもらえるように、組織やチームのリーダーは、常にフォロワーの意見に耳を傾け、助言や支援を受け入れることも大切です。

果がチームで共有できるよう見える化の工夫をします。スピード感をもちな
がらも焦らず、手を抜かず、変化への努力をし続けます。第7段階は、「改
善成果の定着とさらなる変革の実現」です。変化によって成果がもたらされ
たと安心すれば、元に戻ろうとする力が働きます。現在の変化を足がかりに
新たな変革に着手していくことが必要です。第8段階は「新しいアプローチ
を根づかせる」です。変革を行うことは、特別なことではないことを伝え続
けます。変革そのものを定着させることや、推進チームの中心メンバーを変
更しながら、組織での変革の定着を図ります。

　変革を推進していくことは、エネルギーを必要としますが、医療を取り巻
く環境との摩擦が起こらないように、変化し続けなければなりません。その
ためには、変革への抵抗を和らげ、常に変革が推進されることが当たり前の
ようになる組織文化を築くことが望ましいといえます。

まとめ

- リーダーシップとは与えられた状況で、目標達成のため、個人あるいは集団
に影響を及ぼすプロセスである。
- フォロワーシップは、フォロワーがリーダーとともに組織の目的を達成する
ために、パートナーとして力を尽くすことである。
- 状況によってリーダーとフォロワーが役割を交互に担い、相互に支え合え
ば、リーダーとフォロワーは、より良い関係を築くことができる。

📖 引用参考文献
1) ポール・ハーシィほか. 新版 入門から応用へ 行動科学の展開：人的資源の活用. 山本
成二ほか訳. 東京, 生産性出版, 2000, 88-140.
2) 金井壽宏. リーダーシップ入門（日経文庫）, 東京, 日本経済新聞出版, 2005.
3) ジョン・P・コッター. リーダーシップ論：人と組織を動かす能力. 第2版. 黒田由貴子
ほか訳. 東京, ダイヤモンド社, 2012, 79.
4) フラン・リース. ファシリテーター型リーダーの時代. 黒田由貴子ほか訳. 東京, プ
レジデント社, 2002.
5) 池田守男ほか. サーバント・リーダーシップ入門. 東京, かんき出版, 2007, 76-7.
6) アイラ・チャレフ. ザ・フォロワーシップ：上司を動かす賢い部下の教科書. 野中香
方子訳. 東京, ダイヤモンド社, 2009.

5 チームに必要な機能：コミュニケーション、ファシリテーション

神奈川県立保健福祉大学　保健福祉学部　看護学科　准教授　**渡邊千登世**

POINT

コミュニケーションは、人と人の間で意思や思考、感情などの情報を伝達することです。組織やチーム内でのコミュニケーションは統制、動機づけ、感情表現、情報として機能します。ファシリテーションは集団（チーム）が、問題解決、アイデアの創造、合意形成や変革などの、知識創造活動を支援し促進することです。

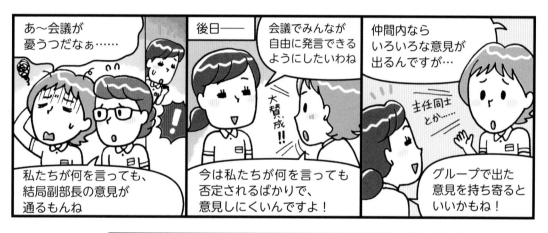

もっと会議を自由に発言できて、協働して問題を解決できる場にしたいと思っているのよね。

師長

そのためには、人の発言を非難したり、否定したりしないということをルールにしたいです。

主任

ルールも不可欠だけど、中立的な立場で会議を引っ張れるファシリテーターが必要ね。

みんなそれぞれ意見をもっていると思うんです。ファシリテーターには声の大きな人の意見ばかりでなく、公平に取り上げてもらえると嬉しいです。

ファシリテーターは、会議の場をつくったり、傾聴や質問でコミュニケーションを整理したり、合意形成をしたりするスキルが求められるから、かなりの勉強が必要になるわ。

チームが十分に機能するには

　コミュニケーションは、チームが十分に機能するために必要な要素のひとつです。チームが共通の目的を持ち、メンバーが相互に協力し貢献しようとするためには、情報共有が欠かせません。その要となるのが、チーム内の円滑なコミュニケーションです。

　また、チームの協働を促進させる方法としてファシリテーションが用いられます。このファシリテーションの技術の中心はファシリテーターとメンバー間あるいは、メンバー同士の相互のコミュニケーションです。

コミュニケーション

コミュニケーションとは

　コミュニケーションは、広辞苑によると「社会生活を営む人間の間に行われる知覚・感覚・思考の伝達。言語・記号その他視覚・聴覚に訴える各種のものを媒介とする」とされています。それでは、人間は何のためにコミュニケーションをとっているのでしょうか。それは、人が考えていることや、もっている知識、感情や経験など、客観的な情報や主観的な情報を交換するためです。人間のコミュニケーションには、話すことによる言語的コミュニケーションや表情や身振りなどの非言語的コミュニケーションなど、さまざまな手段があります。

　コミュニケーションには、情報の送り手と受け手がいます。会話では、話し手が聞き手に向けて情報を送ります。聞き手は、話された内容に加えて、相手の表情や身振りなど言語的な情報とともに非言語的な情報を受け取ります。それを受け止めたうえで、聞き手が、今度は自分の情報を発信します。コミュニケーションは、話し手も聞き手も一方的に情報を発信したり、受信したりしているのではないのです。相手が発信した情報の意味を推測したり、理解しようとしたり、考えながら、交互に情報のやりとりをしてコミュニケーションが成立します。

> **豆知識　コミュニケーションの方向**
>
> 　コミュニケーションの方向には、マネージャーから部下へと向かう下方向のコミュニケーションと、上司への報告など上方向のコミュニケーション、同僚メンバー間の会話など横方向のコミュニケーションがあります。

　この相互のコミュニケーションの中には障害となることが多くあります。たとえば送り手は伝えたいことがうまく伝えられなかったり、自分にとって都合の悪いことは伝えないように操作したりということもあります。一方、受け手は自分にとって聞きたくないことや不利となるようなことは聞かないようにするなどの選択的に情報を受け取る操作をします。その結果、相互の思いが正しく伝わらないことがあります。このように、コミュニケーションの問題は、双方に問題があると考えられています。

チームにおけるコミュニケーション

　人は労働時間の70％をコミュニケーションに費やしているといわれています。チームで仕事を進めているときのトラブルの原因がコミュニケーションエラーであることが多いというのも理解できます。

　コミュニケーションが組織やチームで果たす機能には、①統制、②動機づけ、③感情表現、④情報の4つがあります[1]。

　①統制という機能は、組織やチームメンバーの行動を統制することです。メンバーが従うべき指針やルールなどを示すことによって、行動を統制します。②動機づけの機能は、メンバーの仕事に対して評価したり（褒めたり）、結果が思わしくない場合に改善方法を伝達したりすることで、本人の目標や達成していくプロセスの支援を行うことです。これによって、チームに貢献したいという気持ちや、やる気を刺激します。③感情表現の機能は、チームメンバーの相互交流を行うことによって作用します。メンバーのチームへの帰属意識が高まったり、自分の存在意義を確認できたり、他のメンバーから承認を得たりすることにつながります。④情報の機能は、チーム内の意思決定に関連します。メンバーに選択肢や判断基準となるデータを伝達することで、より良い意思決定を促す情報となります。チームのリーダーもメンバーも、コミュニケーションのこれらの4つの機能を理解し、うまく活用していくことが必要です。

コミュニケーションの経路には、①対面（face-to-face）、②電話、③電子メール、④メモや手紙、⑤（公的な）書類の5つがあります。伝えられる情報量は、①から⑤に向かって少なくなります。情報量には、言語・非言語を含む多様な情報を含むかどうか、フィードバックがすぐにあるかどうか、コミュニケーションが非人格的なものかどうかというようなことが含まれます[2]。コミュニケーションの機能をうまく活用するためには、適切なコミュニケーションの経路を選択することも重要です。たとえば、メンバーの態度について注意を促すときや、低い成果や効率についてフィードバックをするときなどは、本人にとっては厳しいことを伝えなくてはならないことがあります。そのようなときに、電子メールで伝えたらどうでしょう。電子メールは非人格的なものです。厳しい内容は、より厳しく冷淡に伝わります。本来、動機づけをしなくてはならない状況にもかかわらず、このような経路を選択しては逆に非効果的なコミュニケーションとなるでしょう。

ファシリテーション

ファシリテーションとは

　ファシリテーションについては第2章4の項目で少し紹介しました。「ファシリテーションは、リーダーシップの一形態である。リーダーと同じように、ファシリテーターにも特有の役割がある。つまり、グループメンバーを鼓舞し、誘導し、参加を促して創造性や当事者意識、生産性を引き出すというものだ。この意味で、ファシリテーション・スキルは、組織の成功に不可欠な要素といえる」[3]とフラン・リースが説明しています。

　ファシリテーションが着目された背景には、個人では成果が上がらない仕事に、チームで対応させるような流れがある一方、チーム活動がうまくいかなかったり、チームそのものが機能しなかったりと問題もありました。その原因には、チームにリーダーシップをとれる人がいない、メンバー同士が足の引っ張り合いをしている、意見の不一致を取りまとめられないなど、チーム運営上の課題が解決できないことがありました。そこで、チームの活動に生じる障害を排除し、効果を高めるファシリテーションに期待が向けられました。

　堀は、ファシリテーションを「集団による知的相互作用を促進する働き」[4]

と説明しています。人間は同じ目的をもった人々が集まり組織化し、1人ではできないことを、力を合わせて成し遂げようとします。つまり、集団（チーム）を作り、問題を解決したり、アイデアを創造したり、合意形成をしたり、変革を推し進めようとします、このような集団（チーム）のあらゆる知識創造活動を支援し促進していく働きがファシリテーションだと述べています。

ファシリテーター

　ファシリテーターには、「中立的な立場で、チームのプロセスを管理し、チームワークを引き出し、そのチームの成果が最大となるように支援する」役割があります。

　ファシリテーターの役割の具体例は、チーム活動のひとつとしてのミーティングでのファシリテーションです。有効なミーティングでは、新しいアイデアを生み出したり、複雑な意思決定が行えたりするものです。ところが、往々にしてミーティングでは不毛な議論が積み重ねられ、参加者が何の収穫も得られないということが見受けられます。

　そこで、中立の立場のファシリテーターが、ファシリテーションスキルを用いてミーティングを采配することで、有意義なミーティングに導くことができます。ファシリテーターは、ミーティングの進行の舵取りをしますが、リーダーでも、単なる司会者でもありません。ファシリテーターは議論に踏み込むことはありませんが、議論が円滑に、スムーズに運ぶように采配します。

ファシリテーション・スキル

　堀は、ファシリテーターに求められる技術には、①場のデザインのスキル、②対人関係のスキル、③構造化のスキル、④合意形成のスキルの4つの基本スキルがあると述べています[5]（次ページ図1）。①場のデザインのスキルは、ミーティングの目的に応じてメンバーを招集し、進め方を組み立てる技術です。②対人関係のスキルは、実際のミーティングでは自由に思いを語ることやチームメンバーの相互理解を深められるように促進します。具体的には、傾聴や復唱、質問などのスキルを用い、メンバーそれぞれがよい意見を出せるように雰囲気づくりをします。③構造化のスキルは、論理的に議論を噛み合わせ、論点の絞り込みを行います。図解などの構造化手法を用いて類似する意見を集

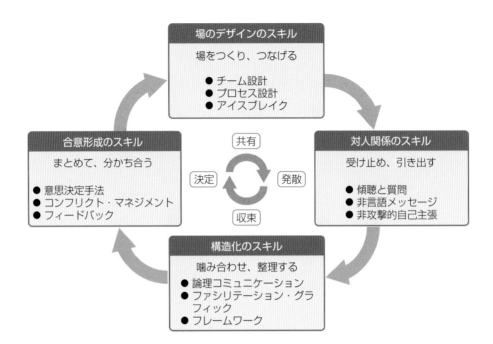

図1 問題解決型ファシリテーションの4つのスキル （文献5より引用）

活動のステージに応じて重要視されるスキルが変わるものの、常に4つのスキルが求められます。

約したり、関連する項目をまとめたりして全体像を整理します。④合意形成のスキルは、最終的な意思決定を行うステップで用います。論点がある程度まで絞られてきたら、合意形成を図るために、出た意見をまとめます。メンバー全員が納得できるように、判断基準を明確に示して結論を導き出します。

> **豆知識　構造化手法の図解**
> 情報整理のためや問題解決を合理的に進めるうえで欠かせない図解ツールです。ロジックツリー、マインドマップ、集合図、フローチャート、プロセスマップ、意思決定マトリックスなど、情報を可視化するためのもので、ファシリテーションツールとして活用されます。

ファシリテーションの効果

　ファシリテーションの積み重ねによって、チーム効率が高まり成果に至る時間を短縮するという効果があります。また、チームメンバー同士に相乗効果を発揮させるという効果もあります。多様な考えをもつメンバーが自由に意見交換ができ、相互の意見を尊重し、理解・共感をすることで、新しいアイデアの

発展につながります。さらに、メンバーが自分達自身で決定していくプロセスを経験することで、メンバーの自律（立）性を育み、個人のやりがいや動機づけにつながります。

実践で活かすための Tips

病院の経営方針として「24時間断らない医療」ということが打ち出されました。各病棟の看護師長が集まる月2回行っている師長会でこの方針への対策を話し合おうと、看護部長は考えていました。毎回の会議では、副看護部長が議長となり看護部の課題について議題を提示したり、伝達事項を説明したりすることが主でした。会議では、副看護部長が一方的に話をしていることが多く、課題についてはあまり意見を言う人はいませんでした。メンバーの師長がたまに発言をしても副看護部長の意見で一蹴されてしまいます。経験が長く、発言力の強い師長の意見は通ることが多いため、ほかの若い師長たちからは、積極的に意見を出そうという雰囲気にはなりません。看護部長は、また同様の流れになってしまい、早急に体制を整えたくても意思決定ができないのではないかと危惧していました。

そこで、看護部長は以前から構想していたファシリテーションの手法を用いようと思いました。すでに、ファシリテーション研修を受けていたA師長にファシリテーターの役割を引き受けてもらいました。

看護部長とA師長は、まずどのような会議にするか、綿密に打ち合わせをしました。さまざまな問題点や師長の思いが自由に発言できるようにし、協働して問題解決を行えるような会議にしたいということで意見が一致しました。そこで、発言しやすい場をつくるために、アイスブレイク（緊張をほぐすための手法）を取り入れたり、人の意見をよく聞き、非難しない、相手の状況を理解するなどの会議のルールを明文化したりしました。また、小さいグループで自由に話し合うなどの今までの会議とは異なるワークショップ形式にすることにしました。

会議の当日になりました。看護部長は病院の方針や看護部としてのビジョンについて話をしました。副看護部長には会議の経過を温かく見守る役割をとってもらいました。アイスブレイクの後小グループで「24時間救急搬送

を受け入れる」ための問題点の洗い出しについて自由に話し合いをしてもらいました。次に、理想の姿を描写してもらいました。Ａ師長は「対人関係のスキル」を使って、わかりにくい表現は全メンバーが理解できるように質問し、具体的に整理をしていきました。すべてのグループから問題点を提示してもらいました。このときに、マトリックス型のツールを用いて、各部署と受け入れのプロセスのどこに問題があるかを整理しました。自分の部署ばかりが大変なのではないということが可視化され、どの部署も大変なのであることが相互に理解できたようです。それでも、少し意見が対立しそうになりましたので、再度、方針とビジョンを確認しました。各部署の師長は理想の姿と現実のギャップを埋めるために対策を出しました。予定入院が決まっているベッドにも夜間入院を緊急で入れるための対処など、さまざまな状況に応じた対策が出てきました。空きベッドの情報共有の方法や各部署との協力体制などにも自発的な意見が出てきました。いつもより、実効性の高い施策がまとまり、さらに、各部署へ浸透させるためのマニュアルづくりなど、指示がなくても自らやる必要があることを考え、役割分担も行い自律的行動に結びついていきました。

まとめ

- コミュニケーションは、社会生活を営む人々の間に行われる知覚・感覚・思考の伝達です。
- ファシリテーションは集団（チーム）が、問題解決、アイデアの創造、合意形成や変革などの、知識創造活動を支援し促進することです。

参考引用文献

1) スティーブン・P・ロビンス. 新版 組織行動のマネジメント：入門から実践へ. 高木晴夫訳. 東京, ダイヤモンド出版, 2009, 225-54.
2) 榊原清則. 経営学入門（上）（日経文庫）, 日本経済新聞出版, 2002, 69-74.
3) フラン・リース. ファシリテーター型リーダーの時代. 黒田由貴子ほか訳. 東京, プレジデント社, 2002, 18.
4) 堀公俊. ファシリテーション入門（日経文庫）. 東京, 日本経済新聞, 2004, 21-9.
5) 前掲書 4. 51-8.

6 看護ケア提供方式

日本赤十字豊田看護大学　看護管理学領域　准教授　**南谷志野**

POINT

効率的・効果的に看護サービスを提供するためには、組織のビジョンに沿った「看護提供方式」を有効かつ適切に「マネジメント」することが大切です。現行の看護提供方式の問題点に気づくたび、その都度、新たな方式が生み出されてきました。そのため、看護提供方式にはいくつもの種類がありますが、どの看護提供方式も完璧なものではなく、患者さんと看護師双方にとってメリットもあればデメリットもあることをよく理解しておくことが大切です。

効率的・効果的に看護サービスを提供するための仕組み

　　組織としてどのように看護サービスを提供するかについて考えるためには、いかに効率性と効果性のバランスをとるかという視点が重要です。効率ばかり重視すると質の低下を招くことになり、効果ばかりを重視しては人的・物的コストがかかります。

　　看護提供方式とは、「効率よく患者・家族に質の高い看護サービスを提供するという看護管理の目的を達成するために編み出された看護単位の組織化」[1]であるといわれています。ここでいう「組織化」とは、マネジメントを展開するプロセスの一要素で、組織の目的や目標を達成するための計画を実現するために、「ヒト・モノ・カネなどの資源を有効に活用した組織構造と適切な人員配置や編成」[2]をすることを指します。すなわち、看護提供方式は看護サービスを効率的・効果的に提供するために編成された看護チームの「仕組み」です。

> 🌱**豆知識**　効率性 (efficiency) とは、「時間やお金、労力を無駄にせず物事を成し遂げること」[3]で、クリニカルパスや看護業務手順などによるケアの標準化や、他職種との業務分担や協働などがその手段としてあげられます。効果性 (effectiveness) とは、「正しい、適切な、実りのある、目的にかなった結果が出たかどうかを問うこと」[3]で、提供された看護ケアによって患者さんに望ましいアウトカムがもたらされたかを評価する視点です。

ただし忘れてはならないことは、どのようなビジョンで導入するのか、形骸化させないためにスタッフとともにどのように生きた「仕組み」としていくか、どのように評価し改善していくかなど、看護提供方式を有効かつ適切に動かすマネジメントがあってこその「仕組み」なのだということです。

> 🌱 **豆知識　マネジメントプロセス**
>
> 　管理には一連のプロセスがあり、それは「計画」「組織化」「指揮」「統制」の4つの要素で構成されています。管理は、組織の目的達成のためにこれらのプロセスを正確に繰り返し、より良い状態をつくり、それを維持するための活動[2]です。

看護提供方式のいろいろ

　看護提供方式は、看護に対する考え方、看護師不足やワークライフバランス推進、働き方改革などの社会情勢や政策の動向、それらに基づく診療報酬の影響、患者さんのニーズの変化などの影響を受けながら、「いかに効率的・効果的に看護サービスを提供するか」を考え続けてきた看護管理者や研究者たちの試行錯誤によって変遷を繰り返してきました。

　それでは、主な看護提供方式について開発された順に、その内容や特徴を見ていきましょう。それぞれのメリット・デメリットは**表1**に示します。

機能別看護方式（108ページ図1）[4]

　看護単位で必要とされる看護業務全体を業務別（たとえば注射係、処理係など）に看護師に割り当てる業務中心の看護提供方式[5]です。第二次世界大戦後、GHQ（連合国軍最高司令官総司令部）の指導と極端な看護師不足から合理的な看護提供方式として多く採用されました。機能別看護方式は「分業による作業方式」であり、看護師は割り当てられた業務に関しては熟練工になり得ますが患者さんの全体像が見えにくく、「患者中心の看護の考え方」にはそぐわないと否定的にとらえられている側面もあります。しかし、現在でも部分的に機能別看護を取り入れている施設は多いです。

表1 主な看護提供方式のメリット・デメリット

看護提供方式	メリット		デメリット	
	患者にとって	看護師にとって	患者にとって	看護師にとって
機能別看護方式	• 分業化することでモレなく確実に実行される[5] • 特定の看護師が受け持っていないため、自分が話しやすい看護師を呼び止めて用事を頼める[4]	• 時間と労力が節約できる[5] • 業務範囲が明確で安心感がある[1] • 看護師の能力に応じた作業に振り当てることができる[1] • 業務が早く終わった人が終わっていない人を助けることができる[6]	• 患者を単なる処置の対象と見がちになり、責任をもって患者の全体像を把握する人がいなくなりやすい[5] • 自分の担当看護師が誰なのかわかりにくいため、不安になる[5] • 一日の生活が分断されてしまい、人間らしい生活が送りにくい[4] • 継続したケアが受けにくい[4]	• 患者との信頼関係が深まらないことがある[5] • 分業化した仕事になり看護師の満足度が低い[1]
チームナーシング	• 看護師に能力差があっても、一定水準の看護を提供できる[5]	• 複数の看護師で計画し実践するため、看護師個々の成長が期待できる[5] • チームで行動することで、連帯感や協働意欲が高まる[5]	• 交代勤務のため、リーダーもメンバーも固定できず、患者にとって自分の担当者がわかりにくく、看護が継続されにくい[5]	• チームリーダーの能力によって看護の質が左右されるため、リーダーの責任が大きい[5] • 看護補助者の数が少なく、十分な数のメンバー構成が実現できない[1] • チームメンバーの業務内容が複雑化し、ミスが発生しやすい[1]
プライマリナーシング	• 入院から退院まで責任をもつ看護師が決まっているので看護が継続できる[1]	• 患者との信頼関係が築きやすい[5] • 看護のやりがいを感じ、成長につながる[5] • 責任が明確になることで仕事の満足度が高くなる[1] • 看護師の主体性、自立性が育つ[1]	• 看護師の能力差によって、看護の質に差が生じる可能性がある[5]	• 看護師間の連携がとりにくい[5] • 人材育成が十分でないと、看護師の自信喪失を助長する可能性がある[1]
固定チームナーシング	• チームごとの能力差が少なく、患者に均一な看護が提供される[5] • チームが固定しているので、チームナーシングより継続性が優れている[1]	• チームとして小集団活動を行うため、モチベーションを高く保ち、成長できる[5] • チームまたは個人の課題が達成されやすい[1]	• 別のチームが担当している患者の情報に疎くなりやすい[5]	• 年度途中の退職者や異動があった場合、メンバーの負担が増加する[1] • チーム内の人間関係に影響されやすい[5] • チーム間のセクショナリズムを生む可能性がある[1]
受け持ち看護方式	• 患者のニーズに合った看護が提供される[5] • 患者にとって自分の担当看護師が誰なのかわかりやすく、安心感がある[5]	• 受け持ち看護師として責任感が高まる[5]	• 看護師の能力により看護の質に差が出やすい[5] • 交代勤務の中で夜間は継続されにくい[1]	• 業務効率が悪い[5]
モジュール型継続受持方式	• 複数の看護師でケアにあたるため、看護の質が偏りにくい[5]	• 看護師1人にかかる負担が少ない[5] • チームワークがよくなる[5] • 経験の浅い看護師への指導や支援が行き届く[1]	• 患者にとって自分の担当看護師が誰なのかわかりにくい[5]	• モジュールによって業務量や業務内容にアンバランスが生じやすい[1] • 個々がプライマリナースとして自立した能力が求められるため、看護師個々の能力の差が明確になる[5]

第2章 看護チームのマネジメント

チームナーシング（図2）[4]

1つの看護単位の中にチームをつくり、チーム全体で一定の患者さんを受け持ち、チームリーダーとチームメンバーが輪番制で看護にあたる[4]方式です。1961年に米国から日本へ紹介され、「患者中心の看護」という理念とともに人員不足の解消になるものとして広く採用されました[1]。

チームには、看護師・准看護師だけでなく看護補助者も含まれ、資格の有無や経験年数、能力、勤務形態などが異なる人で構成されます。チームリーダーが、患者さんの状況やメンバーのレディネスを把握したうえで割り振りを考えたり、看護ケア上の指導や監督をしたりといったリーダーシップを発揮できるかによって、看護の質が左右されるという特徴があります。そのため、看護管理者にはチームリーダーの育成が求められます。

プライマリナーシング（図3）[4]

入院から退院まで継続して1人の看護師（プライマリナース）が受け持ち、24時間責任をもって担当患者の看護にあたる方式[4]です。プライマリナースが不在のときは、アソシエイトナース（代行看護師）がプライマリナースの立案した計画に沿って看護にあたります。

看護師にも学士号や修士号をもつ人が増え、看護師の自律性や能力拡大が叫ばれていた[6]背景から、1968年の米国ミネソタ大学病院で、①包括性、②継

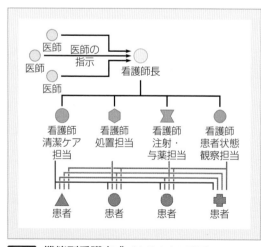

図1 **機能別看護方式**（文献4より引用）

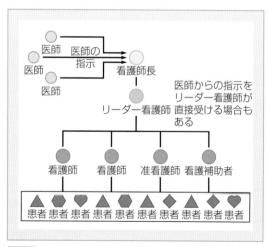

図2 **チームナーシング**（文献4より引用）

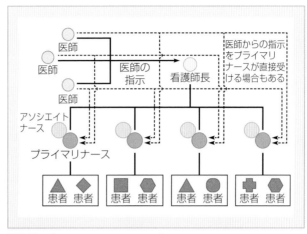

図3 プライマリナーシング（文献4より引用）

続性、③整合性、④個別性のある患者中心のケアという理念のもとにプライマ
リナーシングが生まれました。すなわち、プライマリナーシングを導入するに
は、患者さんの全入院期間を通して全責任をもって看護を提供できる能力を有
する、自律性の高い看護師の育成が必須といえます。

固定チームナーシング（次ページ図4）[4]

　1つの看護単位の中で看護師の能力に偏りが出ないように編成した複数の
チームそれぞれが、固定した患者グループを一定期間継続して担当する方式で
す[4]。この点がチームナーシングとの差別化を図った点であり、1985年の開発
当初は継続受持方式とも呼ばれていました。また、臨床看護はチーム活動であ
るという考えのもとに小集団活動の考え方を基本の方法論[7]としており、チー
ムリーダーとチームメンバーは一定期間以上（可能な限り1年以上）固定され、
病棟目標に沿ったチームとしての年間目標に向かって役割と業務を明確にして
小集団活動も行います。

受け持ち看護方式（次ページ図5）[4]

　1人の看護師が一定数の患者さんを受け持ち、一勤務帯におけるすべての看
護業務を担う看護方式[4]です。実際は、固定チームナーシングに受け持ち方式
を取り入れることで、表1（107ページ）にあるような短所をカバーして運用

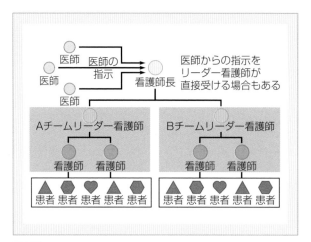

図4 **固定チームナーシング**（文献4より引用）

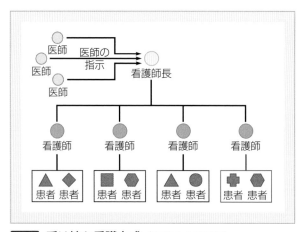

図5 **受け持ち看護方式**（文献4より引用）

している場合が多いです[1]。

モジュール型継続受持方式（図6）[4]

　1つの看護単位を2〜3のモジュール（グループ）に分け、各モジュール内で看護師1人当たり数人の患者さんを受け持ち、入院から退院まで継続した看護を行う看護提供方式です[4]。1986年に松木[8]がプライマリナーシングの理念をわが国の看護基礎教育や看護配置の状況でも適用しやすい方法として開発しました。概念的にはプライマリナーシングで、展開はチームナーシングの形態

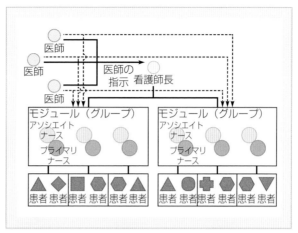

図6 モジュール型プライマリナーシング
（文献4より引用）

をとっているため、「日本版プライマリナーシング」や「プライマリナーシングとチームナーシングの折衷方式」ともいわれています。

PNS（パートナーシップ・ナーシング・システム）® （次ページ図7）[4]

2009年に福井大医学部附属病院で開発された看護提供方式で、「2人の看護師が良きパートナーとして対等な立場で互いの特性を生かし、相互に補完し協力し合って、毎日の看護ケアをはじめ、委員会活動、病棟内の係の仕事に至るまで、1年を通じて活動し、その成果と責任を共有」します。PNS® を成功に導くには、3つの心（自立・自助の心、与える心、複眼の心）と3つの要素（尊重、信頼、慮る）からなるパートナーシップ・マインドを理解し、実践することが重要であるとされています[9]。2012年以降、看護系雑誌や学術学会誌などへの投稿件数が急激に伸びており[10]、近年多くの関心が寄せられている看護提供方式といえます。

セル看護提供方式® （次ページ図8）[11]

患者さんや看護師にとって利益にならない「ムダ」を省いて、ケアの受け手の価値を最大化することを目指した看護提供方式[11]です。セル看護提供方式® は、「何が看護で何が看護でないか」という問いをもとに、①動線のムダ、②記録のムダ、③配置のムダを省くべくカイゼン（改善活動）のサイクルを繰り返

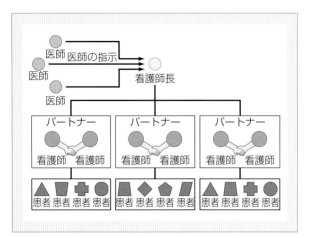

図7 PNS® （文献 4 より引用）

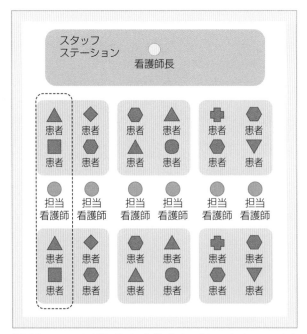

図8 セル看護提供方式®（受け持ち患者は 4 名）
（文献 11 より改変）

す中、2013 年に福岡県の飯塚病院において開発されました。セル看護提供方式®は商標登録がなされており、**表 2** の必須項目を満たした場合のみ「セル看護提供方式®を導入している」とうたってよいこととなっています。

表2 セル看護提供方式® の必須項目

①担当患者数は、師長を除くすべての看護師で原則均等割りをすること
②担当患者と適切な距離（患者のそば）で業務をすること
③看護業務に必要なタイムスケジュールとマニュアルが整備されていること

（文献 12 より作成）

🌱**豆知識**　**登録商標（®）**

　特許庁に商標登録出願を行い、審査を通ると商標登録されます。商標権が与えられ、その登録商標を指定商品または指定サービスに独占的に使うことができ、他社の使用を法的に禁止することができます。

実践で活かすための **Tips**

最適な看護提供方式とは

　「最適な看護提供方式とはどのようなものか」を考えるうえで最も大切なことは、自施設の理念に立ち返ることと、現状分析に基づいてどのような課題があるのかを把握することです。当然、施設によって理念も現状も異なるため、課題もさまざまであるはずです。これまで述べてきたように、看護提供方式にはさまざまな種類があり、それぞれメリットとデメリットがあります。看護サービスの質の向上や悩める看護管理者たちのために、看護提供方式に関する多く実践例や研究報告がなされています。そこから何を学ぶのがよいのでしょうか。それはどのような課題に、どのような看護提供方式を、どのようなプロセスで導入・運用したのかを理解することではないでしょうか。間違っても、自施設の課題を分析することなく、それぞれの看護提供方式の「仕組み」や「しかけ」、メリット・デメリットを理解することなく、流行りで飛びつくのは危険です。看護提供方式を変更することは、自分たちの看護を変えることに等しいくらいの大変革なのですから。

　それぞれの看護提供方式のメリットとデメリットを理解したうえで、自施設の現状や課題にマッチする看護提供方式を選択することが理想です。その

ためには、既存の看護提供方式をあてはめるだけでなく、複数の看護提供方式を組み合わせたり、オリジナルの看護提供方式を開発したりすることも求められるでしょう。また、病院単位ではなく、病棟単位で看護提供方式が異なるということもあって然るべきでしょう。

まとめ

- 自施設の理念や現状分析に基づく、自施設の課題に則した看護提供方式を模索していくことが大切である。

📖 引用参考文献
1) 坂口桃子. "看護サービスを提供するしくみ". 第4巻 組織管理論（看護管理学学習テキスト第3版）. 勝原裕美子編. 東京, 日本看護協会出版会, 2019, 193-8.
2) 木村チヅ子. "管理と看護サービス". 第2巻 看護サービスの質管理（看護管理学学習テキスト第3版）. 秋山智弥編. 東京, 日本看護協会出版会, 2019, 4.
3) 志田京子. "看護師の仕事とその管理". 看護管理（ナーシング・グラフィカ看護の統合と実践①）. 第4版. 吉田千文ほか編. 大阪, メディカ出版, 2019, 71.
4) 前掲書3. 104-7.
5) 秋元典子. 機能別看護方式が現在することの意味と将来への展望. 看護管理. 2(1), 1992, 2-7.
6) 後藤桂子. "プライマリナーシング"へのチャレンジ. 看護管理. 2(1), 1992, 17-25.
7) 西元勝子ほか. "社会の求める看護を提供するために". 固定チームナーシング：責任と継続性のある看護のために. 第4版. 東京, 医学書院, 2019, 12.
8) 松木光子編. "モジュール型継続受持方式". クオリティケアのための看護方式：プライマリナーシングとモジュール型継続受持方式を中心に. 改訂第2版. 東京, 南江堂, 1997, 36-45.
9) 橘幸子. PNSの特徴とパートナーシップ・マインド. 看護管理. 24(9), 2014, 820-4.
10) 櫻井知賀ほか. わが国における看護提供方式の変遷に関する文献検討. 大阪市立大学看護学雑誌. 11, 2015, 45-3.
11) 須藤久美子. セル看護提供方式とは何か. 看護管理. 30(3), 2020, 212-20.
12) 須藤久美子. セル看護提供方式での現場マネジメントの変化. 前掲書11. 221-5.

労務管理の基礎知識

1 ワーク・ライフ・バランス

株式会社サフィール　代表取締役　**河野秀一**

POINT

ワーク・ライフ・バランス（WLB）は、仕事と生活を調和させることをいいます。看護管理者が常に調和を意識し、制度を活用・推進することにより、スタッフが生き生きと働ける環境、職場づくりが可能になります。

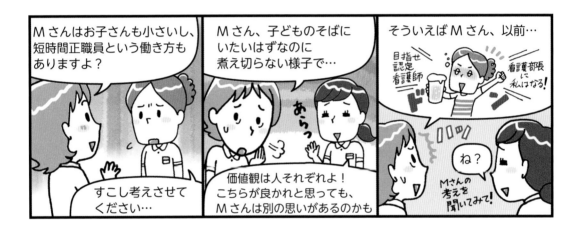

主任
Mさんはお子さんが小さいから短時間正職員を勧めたのに、乗り気ではないようです。

Mさんは、短時間正職員をどうとらえているのかしら？ 人それぞれ価値観が違うから、自分の固定観念や先入観で決めつけるのは慎んだほうがいいわよ。
師長

そういえば彼女、認定看護師が目標だって言ってました。それに懇親会で酔ったときに末は看護部長だって…。

ふふふ。高みを目指しているのね。もう一度、短時間正職員の説明をきちんとして、それからMさんの考えを聞いてみることね。

ワーク・ライフ・バランス（WLB）とは

　ワーク・ライフ・バランス（WLB）については、耳にすることが多いと思います。簡単にいえば、文字通り、「仕事と生活を調和させること」ととらえてよいでしょう。事の始まりは2007年12月、内閣府が主催する「ワーク・ライフ・バランス推進官民トップ会議」です。この会議において、「仕事と生活の調和（ワーク・ライフ・バランス）憲章」が定められました。その中で、ワーク・ライフ・バランスが実現した社会の姿について、「国民一人ひとりがやりがいや充実感を感じながら働き、仕事上の責任を果たすとともに、家庭や地域生活などにおいても、子育て期、中高年期といった人生の各段階に応じて、多様な生き方が選択・実現できる社会」である、としています。

　その後、2010年、日本看護協会が「ワーク・ライフ・バランス推進ガイドブック」（図1）を発行しています。その中で、ワーク・ライフ・バランスのことを「個人それぞれのバランスで、仕事と生活の両立が無理なく実現できる

第**3**章

労務管理の基礎知識

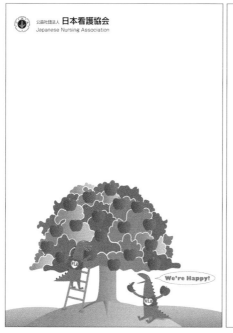
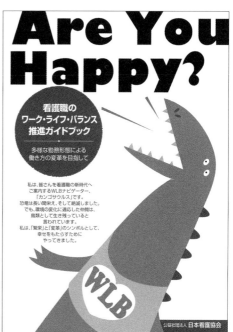

図1　日本看護協会の「看護職のワーク・ライフ・バランス推進ガイドブック」第2版（文献1より引用）

状態のこと。仕事と生活を調和させることで、両者間に好ましい相乗効果を高めようという考え方とその取り組みをさす」[1]としており、同年「看護職のワーク・ライフ・バランス推進ワークショップ」事業をスタートさせています。

　仕事と生活が両立できないとその間に対立、すなわちコンフリクトが起こります。仕事と生活が両立できない状態は、ワーク・ライフ・コンフリクト（WLC）と呼ばれ、仕事に意欲的に取り組めなくなってしまうのです。管理者は、スタッフがWLCに直面しないように気をつけなければなりません。

　また、看護師の多くは女性です。女性は、結婚・出産などのライフイベントが、仕事に大きな影響を与えます。看護師に限らず、仕事と家庭・子育てとの両立は、労働者にとっての大きな課題でもあります。子育てのために就業の継続を諦めなければならないというのは、個人にとっても、病院（施設）にとっても、社会にとっても大きな損失です。入職後ライフイベントがあっても、どうすれば退職せずそれまで積み上げたキャリアを継続させることができるのかを考えるのは、採用した病院側にとっても大きな課題だったのです。

　WLB支援は、単なる福利厚生策ではありません。また、労働時間短縮だけが目的ではありません。最終的には、「生産性を高め」「看護の質を高めること」がWLBの目的といえます。多忙なのがわかっていても何の対策もせずに、「お先に失礼します」と早く帰ることがWLBではないのです。ただ早く帰るのではなく、そのためにどうするのか、どう効率的に業務を進めるのかと、さまざまな工夫や改善をすることとセットで考えるべきです。それがまさに仕事と生活のバランスなのです。そのためには、時間当たりの生産性を高めないといけないのです。

　ここで誤解してはいけないのは、WLBは、子育て支援などを受けている一部の職員だけが対象ではないということです。すべての職員にWLB支援が必要なのです。「私は独身だから関係ない」「子どもが成人して独立しているから関係ない」のではありません。また、「うちの部署は以前から残業時間が少ないから関係ない」でもないのです。病院一丸となって進めるべきものなのです。そして、WLB支援策、諸制度を活用し、仕事のしかたを変えて、全員で病院の「働き方改革」につなげていかなければなりません。

なぜワーク・ライフ・バランスが必要なのか

　では、なぜ、WLB が必要なのでしょうか？　今の若い世代には、価値観の多様化がみられます。仕事をしていくうえで、生きていくうえで、何を大事にするのかという問いを出すと、大きくばらつきます。また、新人の出身校も以前のような偏りがなく、多様です。昔であれば、付属の養成校からの新人が大量に入職してきた病院も多かったと思います。しかし、今は、多くの病院でその傾向は薄れてきています。多様な価値観を有することで、勤務先、働き方、勤務形態についても多様化を望んでいると考えてよいでしょう。バリバリ働きたいという人もいれば、そうでない人もいます。病院は、価値観の多様化に対応し、制度として「多様な勤務形態」を準備し、スタッフ自身で働きかたを選べるように支援しなければいけない時代になっているのです。

　WLB 支援策が充実することで、仕事だけでなく私生活も大事にできます。働きやすい職場で、家庭でも自己啓発、趣味、社会貢献活動に取り組むことができ、心とからだに余裕ができるのです。働きやすい職場であれば、退職率が下がり、定着率が高まります。既婚者や子どもをもった女性が就業を継続して生き生きと働けるようになります。その結果、仕事と生活がともに充実していくのです。

ワーク・ライフ・バランスを実現するには（表1）

　看護師に限らず、労働者にとって仕事と生活の両立はきわめて重要です。看護師は職場で質の高い看護を提供するとともに、私生活でも、趣味に子育てに充実を図ることができれば、満足度が上がり幸福感を味わえるはずです。しかし、実際には多忙な現場で時間内に業務が終わらない、早く帰れないという実態があります。そこには、調和を阻害する何かがあると考えましょう。WLB

表1 WLB を実現するには

- スタッフの多様な価値観を知る・認める
- 業務改善・意識改革
- 制度の導入・活用ができる職場環境づくり

実現のためには、業務改善、意識改革が必要なのです。

スタッフの多様な価値観を知る・認める

　看護管理者として、スタッフの多様な価値観を認めることがWLBの第一歩です。何を大切にするかは人それぞれであり、価値観に良い・悪いはありません。看護管理者がすべきことは、スタッフの価値観を知ること、認めることです。看護管理者の価値観を押しつけることは、厳に慎むべきです。自分の「良かれ」は、スタッフにとっての「良かれ」とは限りません。逆に「悪かれ」かもしれないのです。看護管理者は自身の思い込みや先入観、固定観念を拭い去ることが大切です。視野を広くもち、俯瞰しながら、「そういう見方もできる」と考えるとよいでしょう。スタッフの価値観だけでなく、生き方、ライフスタイルについても同様です。仕事と生活のバランスをどこでとるかについては、もっている物差しがみな違います。それぞれの考え方をまずは看護管理者が尊重し、承認し、受容することが大切です。そして、部署に広め、多様な価値観を認め、受容し合える職場環境をつくっていきましょう。

業務改善・意識改革〜長時間労働の是正

　WLBの実現には、いかに効率的な働き方をするかが重要になってきます。業務の質を落とさず早く帰ったり休暇を取得するには、業務改善が欠かせません。また、短時間勤務の人が増えてくると、1日の中での働き方、業務分担、交替のあり方、勤務帯、勤務時間などを組織全体で見直す必要があります。これらは、常に長時間労働が行われている職場では、どうにもできないことばかりです。長時間労働から抜け出せない組織には、どこかに無駄が残っているはずです。たとえば、以前から残っているローカルルールなどを見直し、業務改善するとともに、スタッフ全員の意識改革を行う必要があります。

> **豆知識**　看護師のWLB推進において、夜勤・交替制勤務の負担軽減はきわめて重要なポイントです。勤務間隔や夜勤回数など、一定の基準のもと勤務編成を行いましょう。

制度の導入・活用ができる職場環境づくり

　WLB支援策は数多くあります。みなさんの病院で制度として導入している

ものもたくさんあるはずです。ただ、重要なのは、導入されている制度を自部署で活用できるかどうかです。制度を活用するには、マインドの部分がきわめて重要になってきます。すなわち、制度が導入されたら、部署で活用できるような職場環境を看護管理者が整えていくことが必要です。時に説明会を開いたり、ことあるごとに声かけすることも必要でしょう。本稿では代表的な制度のひとつである短時間正職員制度についてみていきます。

短時間正職員制度

短時間正職員制度は、育児・介護などと仕事を両立したい職員、決まった日時だけ働きたい職員など、勤務時間や勤務日数をフルタイム正職員よりも短くしながら活躍してもらうための仕組みです。

正職員の所定内労働時間は、各病院の就業規則に定められています。たとえば出産後、産休・育休明けの職員がいたとします。職場に復帰しても、しばらくは、子どものために早く帰りたい、小さいうちは子どものそばに少しでも長くいたい、と思う気持ちは親であれば当然あるはずです。しかし、仮に「正職員は1日8時間勤務であること」ということだけが病院の就業規則で決められていると、子どもの迎えなどで早く帰りたい場合は有給休暇を使わないといけなくなります。それが続くと有給休暇を使い果たし、欠勤扱いとなり、以降、さまざまな影響が出てくることから、やむなく正職員からパート勤務にならざるを得ない、というケースが以前はよくみられました。そのため、いくら優秀な看護師であっても、育休明けには正職員からパートに変わったり、または退職せざるを得なかった、ということがあったのです。これは仕事と生活が全く調和しなかった典型的な例といえます。

そこで、両立のニーズに対応したのがフルタイムよりも所定労働時間が短い勤務の正職員である「短時間正職員制度」です。たとえば、通常より1時間遅く出勤し、1時間早く退勤する6時間勤務の「正職員」を人事制度の中で設計し、就業規則に加えていくのです。この制度によって、該当者6時間の中で質の高い看護を提供するとともに、その前後の時間を子育てなどにあてられるため、生活の充実が図れるのです。この短時間正職員制度は、多くの病院で採用されています。

表2 勤務時間に対する意識の改革

✕	この業務量では8時間では終わらない …残業が必要 （残業できる時間があるという前提） →現状のまま、何も考えていない
◯	8時間でこの業務量をどうやって終わらせたら よいか …ここを変えてみよう。人的資源を増やそう （もともと余分な時間はない、という前提） →時間の制約の中で考えている

🌱豆知識　次の勤務帯のスタッフに残務をどれだけ任せられるかによって、時間外労働時間は大きく変化します。残務はあっても次に任せられる組織風土をつくることが重要です。

　短時間正職員制度に限らず、制度の活用にあたっては、スタッフの価値観を知り、部署での業務改善・意識改革を行い、スタッフに理解を求めるなどの職場環境を整えることが求められます。

実践で活かすための Tips

　制度を運用するのは、現場の看護管理者であり、WLBでも同様です。仕事と生活を調和させて、働きやすい職場をつくりたいけれど「業務が多くて終わらないから残業が減らない」と嘆く看護管理者がいます。みなさんは、どう感じていますか？　現場の多忙さは、誰もがわかっている事実です。しかしスタッフの健康を守りモチベーションを高めるのが看護管理者の役割であり、責任です。「大変だ、業務ばかり増えている。業務を減らしてくれないと残業は減らない」と他責の発言をする前に、出来事を客観視し、まずは「なぜ、残業が発生しているのか、どうしたら残業が減らせるのか」を考えるべきです。

　「業務が多くて終わらないから残業が減らない」というのは、時間が無限にあるという考え方での発言であり、看護管理者がしてはいけない考え方で

す。そもそも、時間は貴重な経営資源であり、ほかの資源と同様、有限で制約があると考えるべきです。「今日は日勤業務が終わらないから、8時間勤務したうえで、したくないけれどさらに2時間残業しなければいけない」と無意識に残業を選択してしまってはいけないのです。この発想を変えないと、永久に残業はなくなりません（表2）。

「（勤務時間は8時間だから）午後5時半に退勤するには今日の病棟の状況からこの8時間でどうやって業務を終わらせるかを考えた計画にしよう」というように、時間に関する意識を根本から変える必要があるのです。勤務の終わりが決まっていれば、時間当たりの効率を高める必要があります。あるいは、他部署や看護補助者に応援を依頼することもできます。与えられた人的資源では難しいならば、一時的にでも資源を増やして、効率を高める必要があるのです。「時間は有限」ととらえ、時間枠を固定して考えることで、労働の質が高まり、WLBにつながっていくのです。

まとめ

- スタッフの価値観を知り、認め、仕事と生活を調和させる。
- 制度導入と業務改善・意識改革を同時に進め、働き方を変える。

引用参考文献

1）日本看護協会．看護職のワーク・ライフ・バランス推進ガイドブック．第2版，2016．（2020年4年18日閲覧）
https://www.nurse.or.jp/home/publication/pdf/kakuho/2016/wlb_guidebook.pdf
2）内閣府．「仕事と生活の調和」推進サイト．（2020年4月18日閲覧）
http://wwwa.cao.go.jp/wlb/government/20barrier_html/20html/charter.html
3）日本看護協会．看護職のワーク・ライフ・バランス．（2020年4年18日閲覧）
https://www.nurse.or.jp/wlb/

2 ハラスメント防止

株式会社サフィール　代表取締役　**河野秀一**

POINT

ハラスメントとは「嫌がらせ」のことであり、当該関係者だけでなく組織に甚大な影響を与えます。看護管理者は、常に自組織の環境、スタッフの言動について注意を払い、ハラスメントが起こらない職場づくりを目指しましょう。

ハラスメントとは

　ハラスメントという言葉は、職場でよく聞いていると思います。まず、「ハラスメント」とは、どんなことをいうのでしょうか？　一般的には、「相手に対する嫌がらせ」と定義できます。相手に迷惑をかける、不快にさせる行為を指します。一般的には、ハラスメントという言葉の前に、嫌がらせの種類を表す言葉を加え「〜ハラスメント」というふうに使われます。また「〜ハラ」と略語で表現されることも多くあります。中でも代表的なのが、パワーハラスメント（パワハラ）、セクシュアルハラスメント（セクハラ）、マタニティーハラスメント（マタハラ）です。ほかにも、モラルハラスメント（モラハラ）、アルコールハラスメント（アルハラ）などもよく聞かれるのではないでしょうか。ハラスメントといえば、スタッフ間で行われるものを想像しがちですが、必ずしもそうではありません。病院の場合は、スタッフと患者・家族、業者、学生などもその対象になる可能性がありますので、注意が必要です。本稿では、パワーハラスメントとセクシュアルハラスメントを取り上げ、解説します。

パワーハラスメント

　2019年6月5日に「女性の職業生活における活躍の推進に関する法律等」の一部を改正する法律が公布され、労働施策総合推進法、男女雇用機会均等法および育児・介護休業法（以下、男女雇用機会均等法）が改正されました。本改正により、職場におけるパワーハラスメント防止のために、雇用管理上必

要な措置を講じることが事業主の義務となりました。

パワーハラスメントとは

　定義としては、「職場において行われる優越的な関係を背景とした言動であって、業務上必要かつ相当な範囲を超えたものによりその雇用する労働者の就業環境が害されること」とされています。このままでは、少し理解が難しいということで、厚生労働省は、次の3つを満たすものをパワーハラスメントとしています。

①優越的な関係に基づいて行われること
②業務の適正な範囲を超えて行われること
③身体的もしくは精神的な苦痛を与えること、または就業環境を害すること

　では1つ目の要素、「優越的な関係」とは何を指すのでしょうか。役職が上である、入職年度が上である、年齢・キャリアが上であることなどがあげられ、これらが「パワーの源」といえます。また、パート職員に対して正職員であることも優越的な関係といえるでしょう。イメージとしては、「抵抗、拒絶、拒否ができない関係」と考えればよいです。病棟などで主任や看護師長などの役職に就くと、その段階でさまざまな権限を有することとなります。スタッフに対して休暇を承認したり、業務について指示・命令したり、役割の付与、評価行為などがまさに権限の行使であり、スタッフに対しては優越的な関係にあるといえます。このようなパワーを使って嫌がらせをして苦痛を与えるのが、パワーハラスメントです。役職に就いた段階で看護管理者は自動的にパワーをもつことになりますので、ハラスメントにならないよう注意を払わないといけません。また、役職者でなくても、スキルが高かったりするなど、相手に対して実質的に影響力がある場合も「優位性がある」ととらえます。

　ただ、役職に就いて指示・命令を出したとしても、それが「業務の適正な範囲内」であれば、パワーハラスメントにはなりません。病院も病棟も組織です。上位者が下位者に指示・命令を出さないと、組織は機能しません。「適正な範囲を超えたとき」というのが2つ目の要素です。パワーはもっていたとしても、適正な範囲を超えない通常の指示・命令は、問題ありません。業務上必要な指導を、相当性を欠くとはいえない範囲内（表現、回数、態様など）で行うものは、相手がどう受け止めるかにかかわらずパワーハラスメントには該当しない

表1 パワーハラスメントの行動類型

項目	内容
①身体的な攻撃	暴行、傷害
②精神的な攻撃	脅迫、名誉毀損、侮辱、ひどい暴言
③人間関係からの切り離し	隔離、仲間外し、無視
④過大な要求	業務上明らかに不要なことや遂行不可能なことの強制、仕事の妨害
⑤過小な要求	業務上の合理性なく、能力や経験とかけ離れた程度の低い仕事を命じることや仕事を与えないこと
⑥個の侵害	私的なことに過度に立ち入ること

(文献2より作成)

のです。

　3つ目が「身体的もしくは精神的な苦痛を与えること、または就業環境を害すること」です。暴行や暴言などによって苦痛を与えたり、パワーによって、個人や組織の就業環境を害してしまうことが要素となります。

パワーハラスメントの行動類型

　では、具体的にはどのような行動がパワーハラスメントとされるのでしょうか？ パワーハラスメントは「身体的な攻撃」「精神的な攻撃」「人間関係からの切り離し」「過大な要求」「過小な要求」「個の侵害」の6つの種類に分けられています（表1）。ただし、これらの類型が職場のパワーハラスメントのすべてを網羅するわけではありません。

パワーハラスメントが及ぼす影響

　職場のパワーハラスメントは被害者の人格や尊厳を傷つけるだけではありません。場合によっては、職場の士気低下や対応に伴う労力や時間、コストなど、その影響や損失は甚大です。パワーハラスメントの問題を労務管理の問題ととらえ、明るく働きやすい職場環境をつくることは、職場全体の活力につながり、仕事に対する意欲や生産性の向上に大いに貢献することとなります。

🌱豆知識 ハラスメントにおける「職場」の範囲は、病棟などの「労働者が業務を遂行する場所」ばかりではありません。「通常、就業している場所以外も含む」とされます。就業時間外の宴会、休日に連絡を受けた場合などのケースにも適用されます。

セクシュアルハラスメント

セクシュアルハラスメントとは

　1997年の男女雇用機会均等法の改正により、セクシュアルハラスメントに関する規定が定められ、「セクシュアルハラスメント」という言葉の定義が確立されました。労務管理におけるハラスメントという言葉の登場は、セクシュアルハラスメントが最初ではないかと思います。

　セクシュアルハラスメントは、性的な言葉や行動による嫌がらせのことをいいます。「職場において行われる性的な言動に対する労働者の対応により当該労働者がその労働条件につき不利益を受け、または当該性的な言動により当該労働者の就業環境が害されること」と定義できます。判断基準としては、

- 相手の「意に反する」「性的な言動」であること
- 仕事をするうえで、一定の不利益を与えたり、就業環境を悪化させていること

があげられます。性的な言動とは、性的な内容の発言、性的な行動という言葉と行為の2つの要素を指します。不利益とは、それを拒否したことで受ける解雇、降格、減給などを指します。また、感じ方、受け止め方は主観であり、個人差がありますので、セクシュアルハラスメントかどうかについては、

- 被害労働者が女性の場合は「平均的な女性労働者の感じ方」
- 被害労働者が男性の場合は「平均的な男性労働者の感じ方」

という客観性も判断基準になっています。

　病院管理者などの事業主には、セクシュアルハラスメントに対して必要な体制整備や雇用管理上の措置を講じることが義務化されています。

職場におけるセクシュアルハラスメントとは

職場において、労働者の意に反する
性的な言動が行われ、

それを**拒否したことで解雇、降格、**
減給などの不利益を受けること

職場の**環境が不快なものとなったため、**
労働者が就業する上で見過ごすことが
できない程度の**支障が生じること**

を「職場におけるセクシュアルハラスメント」
といいます。

職場とは、〈例えば…〉
▶ふだん働いている場所　▶出張先
▶取引先の事務所　▶顧客の自宅
▶取材先　▶業務で使用する車中
▶アフターファイブの宴会（業務の延長と考えられるもの）

事業主、上司、同僚に限らず、取引先、顧客、患者及び学校に
おける生徒等もセクシュアルハラスメントの行為者になり得ます。

【対価型セクシュアルハラスメント】
〈例えば…〉
□ 出張中の車内で、上司が女性の部下の腰や胸に
さわったが、抵抗されたため、その部下に不利
益な配置転換をした。
□ 事務所内で、社長が日頃から社員の性的な話題
を公然と発言していたが、抗議されたため、そ
の社員を解雇した。

【環境型セクシュアルハラスメント】
〈例えば…〉
□ 勤務先の廊下やエレベーター内などで、上司が
女性の部下の腰などにたびたびさわるので、部
下が苦痛に感じて、就業意欲が低下している。
□ 同僚が社内や取引先などに対して性的な内容の
噂（うわさ）を流したため、仕事が手につかない。

図1 **職場におけるセクシュアルハラスメント**（文献1より引用）

セクシュアルハラスメントの2つのタイプ

セクシュアルハラスメントのタイプについては、以下の2つがあります（図1）。

対価型セクシュアルハラスメント

労働者の対応により、当該労働者がその労働条件につき不利益を受けるもの
です。

環境型セクシュアルハラスメント

性的な言動が行われることで職場の環境が不快なものとなったため、労働者
の能力の発揮に大きな悪影響が生じるものです。

豆知識 セクハラは、職場において男性から女性、女性から男性という異性
間でのトラブルだけでなく、「女性が女性に対して行う場合」「男性が男性に対して行う
場合」についても該当します。

実践で活かすための Tips

　ハラスメント対応について、看護管理者は現場で何をすればよいでしょうか。以下、予防策とハラスメントが起こってしまった場合に分けて解説します。

予防策

組織風土づくり

　予防策として、働きやすい職場環境に対する配慮があげられます。パワハラは、個人的な問題ではありません。労務管理の重要な課題です。まずは、部署の風通しをよくすることが第一です。何でも言える場をつくるなど、職場内での適切なコミュニケーションに配慮しましょう。看護管理者がその兆候を早期にキャッチすることで、大きな問題にならないようにできます。

相談体制

　管理職による相談対応が鍵です。まずは、スタッフの体調や様子の変化に気づいたら声かけしてみるようにすると、スタッフは相談しやすくなります。その際、相談者やその相談内容の関係者に対して、日常、個人的にもっている印象や偏見、先入観は捨て、公正中立な姿勢で、真摯に相談を受け入れます。相談者や関係者のプライバシーや名誉などを尊重し、秘密は厳守してください。相談内容が漏れて、相談者が二重に被害を受けるようなことは防止しなければならないのです。また、相談したことによって、仕事の評価が下がるなどの不利益な取り扱いをすることはないことを相談者に伝えましょう。

教育

　スタッフはハラスメントについて、どこに、誰に、どのように相談すればよいか、理解していないかもしれません。また、ハラスメントに対する被害についても知識がなく、我慢している可能性もあります。ハラスメントについてラダーなどの教育・研修の項目に取り入れるのもよいでしょう。働きやすさの観点でのアンケートの一項目に入れることも考えられます。また、接遇評価やプリセプター評価などの機会をとらえて調査することも一案です。

自身を振り返る

　看護管理者自身、自分の指導・言動などについて、ハラスメントになってないか、振り返りましょう。つい感情的になって、厳しい口調で指導したり、暴言ともいえる言葉を使ったり、性格を非難したり、無視したりしてないでしょうか？　自分のことは一番わからないものです。看護管理者としての自分を客観的に見つめてみてください。

ハラスメントが起こってしまったら

　予防策を講じても、ハラスメントが起こる可能性はあります。ハラスメント行為が実際に発生した場合は、まず、事実関係を把握することが第一です。目撃者からの聴取に加え、加害者からの事情聴取も行います。そのうえで、迅速かつ組織的な対応を行います。加害者に対しては、適切な注意、指導を行います。その際、指導内容は文書で残してください。また、被害者に対しては、メンタル面のケアを行います。就業規則に則り、対応が求められる場合もありますので、上司としっかり相談して、行動しましょう。

まとめ

- 自由闊達で何でも言える働きやすい組織風土づくりを常に意識する。
- 自分自身の言動についてハラスメントになっていないか点検する。

📖 引用参考文献
1）厚生労働省．職場におけるハラスメントの防止のために．（2020 年 4 月 14 日閲覧）
　https://www.mhlw.go.jp/stf/seisakunitsuite/bunya/koyou_roudou/koyoukintou/seisaku06/index.html
2）厚生労働省．明るい職場応援団．（2020 年 4 月 14 日閲覧）
　https://www.no-harassment.mhlw.go.jp/foundation/definition/about

3 労働法規

塩原公認会計士事務所　特定社会保険労務士　**福島通子**

POINT

適正な雇用契約を結ぶためには、労働法規の基礎知識をもつことが大切です。とくに、労働基準法は労務管理の基本となります。管理する側、働く側ともに労働条件についてはひととおり知っておく必要があります。

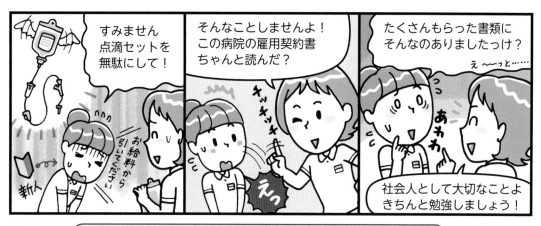

新人

私が無駄にした点滴セットの分、今度のお給料から削ってください。

そんなことしていたら、お給料がいくらあっても足りなくなるかもしれないわよ。

主任

それは困ります…。

そういうことがないように、労働基準法では、「人たるに値する生活を営むための必要を満たすべき労働条件を保護する」とされているの。入職したときの雇用契約書は読んだの？

入ったときにもらった書類がたくさんすぎて、読んでいません。

看護実践も大事だけれど、自分がどういう労働条件のもとで働いているのかを知るのは、社会人としてとても大切なことよ。勉強しましょう！

労働法について

　労働問題に関する複数の法律をひとまとめにして「労働法」といいます。たとえば労働基準法（以下、労基法）や労働安全衛生法などです。使用者と労働者は働くときに雇用契約を結びます。この契約によって労働者には働く義務が生じ、使用者には賃金支払いの義務が生じます。ではどうやって労働条件を決めるのでしょうか。労働条件は双方で合意して決定するのが基本です。したがって働くうえで必要な労働法規の基礎知識をもっておかないと適正な契約が結べません。働く側の個人としても、後輩を指導する立場の先輩としても、管理をする側に立った場合も、どの立場にも共通の基礎知識を得ておきましょう。

> 🌱**豆知識**　労働法には、労働基準法、労働安全衛生法、最低賃金法、労働契約法、男女雇用機会均等法、育児・介護休業法、労働者災害補償保険法、雇用対策法、労働者派遣法、高年齢者雇用安定法、障碍者雇用促進法などがあります。厚生労働省法令等データベースサービス法令検索（https://www.mhlw.go.jp/hourei/html/hourei/contents.html）で検索できます。

「労働基準法」は最低条件を定めたルール

　とくに知っておいてほしい法律は労基法です。労基法は、労働条件の最低基準を規定しています。労務管理の基本となるのが労基法と考えてよいでしょう。労基法第1条では、「労働条件は、人たるに値する生活を営むための必要を満たすべきものでなければならない」としています。つまり、労基法を下回る労働条件では働かせることができません。なぜなら「人たるに値する生活」が送れなくなるからです。労使双方がそれぞれの義務を果たすことを約束して契約が結ばれ、初めて雇用関係が成立します。

雇用契約

雇用契約って何？

　双方の約束した内容を雇用契約書（労働契約書、労働条件通知書などの名称も使われている）に明示して書面で交付しなければなりません（**表1**）。口頭

表1 書面で明示する労働条件

- 契約の期間に関する事項（有期契約の場合は更新の有無と更新の基準）
- 就業の場所、従事する業務
- 始業・終業の時刻、時間外労働の有無、休憩、休日、交代制勤務のローテーションなど
- 賃金の決定、計算、支払方法、締め切り、支払日
- 退職に関する事項
- パート労働者に関しては、昇給・賞与・退職手当の有無、相談窓口

での約束事はトラブルを引き起こす可能性があります。労基法第14条では、契約期間について規定しています。働く期間を限定するのか、期間を定めないで雇用するのかについては、きちんと労働者に説明しなければなりません。有期契約の場合、原則は3年までとなります。たとえば一定期間だけ職員の代替要員として募集・採用した場合などはその期間だけの雇用契約となりますが、正職員として雇用した場合には期間の定めのない契約を締結するのが一般的です（第3章5「雇用形態」参照）。なお、期間の定めがある雇用契約において、契約期間満了時に更新するか否かについても明確にしておかなければなりません。契約更新の基準も明記する必要があります。

🌱**豆知識　パートタイム・有期雇用労働法が改正されています**

2020年4月より、同一企業内において、正職員と非常勤職員の間で、基本給や賞与などの処遇に関する不合理な差をつけることが禁止されました（次ページ図1）。職務内容（業務内容＋責任の程度）、配置の変更の範囲などを考慮して、適正な処遇とすることが求められます。

労働条件

労働時間ってどんな時間？

労基法第32条で労働時間は1日8時間、1週40時間以下でなければならない（法定労働時間）と規定されています。労働時間は業務に直接携わっている時間だけを指すのではなく、使用者の指揮命令下にある時間のすべてを指します。たとえば、始業前の準備の時間や更衣時間も労働時間です。強制参加の研修会や、会議への出席なども労働時間となります。

同一企業内において、正社員と非正規社員の間で、**基本給や賞与などあらゆる待遇**について不合理な待遇差を設けることが禁止されます。
裁判の際に判断基準となる「均衡待遇規定」「均等待遇規定」を法律に整備します。

均衡待遇規定 ＜法第8条＞ （不合理な待遇差の禁止）	①職務内容※4、②職務内容・配置の変更の範囲、③その他の事情の内容を考慮して不合理な待遇差を禁止するもの
均等待遇規定 ＜法第9条＞ （差別的取扱いの禁止）	①職務内容※4、②職務内容・配置の変更の範囲が同じ場合は、差別的取扱いを禁止するもの ※4 職務内容とは、業務の内容＋責任の程度をいいます。

❶ 均衡待遇規定について、個々の待遇※5ごとに、当該待遇の性質・目的に照らして適切と認められる事情を考慮して判断されるべき旨を明確化。＜法第8条＞
※5 基本給、賞与、役職手当、食事手当、福利厚生、教育訓練など

❷ 均等待遇規定について、新たに有期雇用労働者も対象とする。＜法第9条＞

❸ 待遇ごとに判断することを明確化するため、ガイドライン（指針）を策定。＜法第15条＞

【改正前→改正後】○：規定あり　△：配慮規定　×：規定なし　◎：明確化

	パート	有期	派遣
均衡待遇規定	○ → ◎	○ → ◎ ❶	△ → ○＋労使協定
均等待遇規定	○ → ○	× → ○ ❷	× → ○＋労使協定
ガイドライン（指針）	× → ○	× → ○ ❸	× → ○

図1 不合理な待遇差の禁止（文献1より引用）

変形労働時間制って何？

夜勤のある医療機関では、16時間にも及ぶ夜間勤務などがありますが、これは、「変形労働時間制」という特殊な労働時間のルールを採用しているからです。変形労働時間制においては、1カ月の総労働時間は同じでも、繁閑に合うように16時間労働の日もあれば8時間労働の日や4時間労働の日があります。事前にシフトを明示しなければなりません（図2）。

時間外労働って何？（図3）

患者さんの急変などがあれば予定の時間を超えて働かなければなりません。労基法で決められている原則時間（法定労働時間）を超えて働かせるには、労使で話し合ってどのくらいまでなら時間外労働をさせてもよいかを決めて届け出なければなりません。労使の話し合いの結果、合意した内容を文書にしたものがいわゆる36協定です。この協定の締結・届出があれば協定の範囲内で合法的に時間外労働をさせることができます。

時間外労働には上限があります！

2020年4月1日から、時間外労働に上限ができました（136ページ図4）。原則は月45時間以内、年360時間以内ですが、36協定を締結する際に、「特

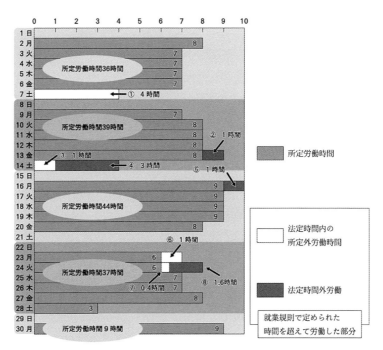

図2 1箇月単位の変形労働時間制における時間外労働の考え方
（文献2より引用）

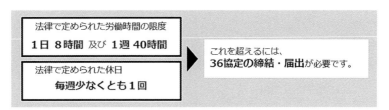

図3 労働時間・休日に関する原則 （文献3より引用）

別条項」を結べば、特別な事情がある場合に限ってこの原則時間を超えて時間外労働が可能です。今までは上限時間はありませんでしたが、労働負荷を考慮して、年720時間という上限ができました。月の上限もあります。月45時間を超えられるのは年に6回だけです。しかも時間外労働と休日労働の合計が100時間未満でなければなりませんし、複数月（2～6カ月）平均がすべて80時間以内でなければなりません。違反すると罰則もあります。

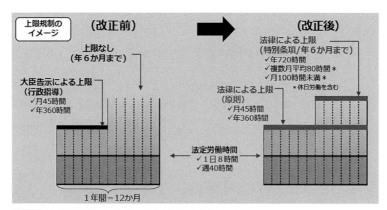

図4 上限規制のイメージ（文献 3 より引用）

表2 時間外労働に関するトラブル回避のために

- 勤務が終了したら速やかに帰宅するように指示を出すこと
- 仕事が残ってしまったら、どのくらいで終わるのか確認すること
- 仕事に無駄がないか、無理がないかを考えながら指示をすること
- 残業のルールを明確にしておくこと
- サービス残業を強制しないこと
- やったことはきちんと認めること

どんな時間が時間外労働？

　使用者の指揮命令下にある時間が労働時間ですから、誰の指示も受けずに勝手に職場に残っている時間は該当しません。逆に「残業とは認めない」と言われたとしても、どうしても必要な業務で残っていたならば時間外労働として算定しなければなりません。個別判断ともいえますが、時間外労働の申請や指示系統についてルールを整えておくとよいでしょう（**表2**）。

休憩・休日について

　労基法第34条では、労働時間が6時間を超える場合は45分以上、8時間を超える場合は60分以上の休憩時間を労働の途中に与えるように規定しています。できれば分割はせずに休みたいところですが、診療の都合などでどうしても連続して休めないときは、分割して休憩をとることも可能です。また、休憩時間は労働者が自由に利用してよい時間ですが、心身の疲労回復の時間ですので、それを妨げるような使い方（たとえば外出）などには一定の制限を加える

ともできます。

労基法第35条では、1週1日もしくは4週4日の休日を与えなければならないとしています。これを法定休日といいますが、法定休日に出勤した場合は休日労働となり、割増賃金の支払いが必要です。とはいえ、労働時間の制限もありますので、多くの医療機関では1カ月に9日前後の休日が設定されています。法定休日以外の休日に出勤した場合は休日労働ではなく、単に時間外労働になりますので、混同しないようにしてください。また、休日については曜日まで指定しているわけではありませんので、日曜日に出勤したからといって必ずしも休日労働になるわけではありません。シフトを組むときに、誰もができるだけ公平に休めるように、有給休暇の取得状況もみながらバランスよく休日の設定をするとよいでしょう。

割増賃金について

割増賃金には3種類あります。①時間外手当、②休日手当、③深夜手当です。時間外労働が法定労働時間（1日8時間、1週40時間）を超えたときは25％以上（時間外労働が1カ月60時間を超えると50％以上。中小企業に関しては2023年4月1日から適用）、法定休日に勤務させたときは35％以上、深夜（22：00～5：00）に勤務させたときは25％以上の割増率で計算した賃金を支払わなければなりません（**図5**、次ページ**表3**）。

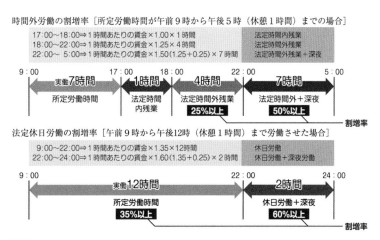

図5　割増率の考え方（文献4より引用）

表3 振替休日と代休の割増賃金

- 事前に法定休日をほかの日を振り替えた場合、休日と労働日を交換しただけですので休日労働にはなりませんから休日手当は不要です。ただし、週の労働時間によっては時間外労働となります
- 「いつかは休める」前提で法定休日に勤務した場合は、休日労働になりますから休日手当が必要です

表4 法定有給休暇付与日数

週5日以上 勤務の職員	継続勤務 年数	6カ月	1年 6カ月	2年 6カ月	3年 6カ月	4年6 カ月	5年 6カ月	6年 6カ月以上
	付与日数	10日	11日	12日	14日	16日	18日	20日
週4日未満 勤務の職員	週所定労 働日数	6カ月	1年 6カ月	2年 6カ月	3年 6カ月	4年 6カ月	5年 6カ月	6年 6カ月以上
	4日	7日	8日	9日	10日	12日	13日	15日
	3日	5日	6日	6日	8日	9日	10日	11日
	2日	3日	4日	4日	5日	6日	6日	7日
	1日	1日	2日	2日	2日	3日	3日	3日

年次有給休暇について

　入職後6カ月間継続勤務をして、予定された労働日の8割以上出勤した場合は、有給休暇が付与されます。もちろんパート・アルバイトにも付与されますが、日数は勤務日数によって異なります（**表4**）。また、有給休暇には時効があります。付与された日から2年で消滅します。付与単位は、1日単位、半日単位、時間単位がありますが、どの単位で取得させるかは就業規則などによって規定されていますので確認してください。

　有給休暇は、労働者が請求する時季に理由を問わず付与されるものです。しかし、使用者に時季変更権があり、有給休暇の取得希望者が集中した場合や事業の正常な運営を妨げる場合などはほかの時季に変更することが可能です。

　2019年4月1日から（中小企業は2021年4月1日から適用）、法定の年次有給休暇が10日以上付与される労働者については、付与された日から1年以内に5日について、時季を指定して有給休暇を取得させなければなりません。ただし、すでに5日以上の有休休暇を請求・取得している労働者に対しては必要ありません。

退職・解雇について

　退職には、労働者の一方的な意思表示によって雇用契約を解除する自己都合退職や定年、死亡、有期雇用契約の期間満了などによる自然（自動）退職などがあります。退職勧奨によって合意退職に至る場合もあります。

　これに対し、使用者の一方的な意思表示によって雇用契約を解除するのが解雇・雇止めです。解雇には、普通解雇、整理解雇、懲戒解雇などがありますが、就業規則に定められた解雇事由に該当する場合など、社会通念上相当な理由が必要です。その場合、30日前までに予告するか、解雇までの日数分の解雇予告手当の支給が必要です。

第3章　労務管理の基礎知識

> **まとめ**
>
> - 労働基準法は労働条件の最低基準を定めたルールである。
> - 労働者と使用者とは、労働時間、休日、割増賃金、年次有給休暇、退職・解雇などの労働条件について取り決め、雇用契約を結ばなくてはならない。

📖 引用参考文献

1) 厚生労働省・都道府県労働局. パートタイム・有期雇用労働法が施行されます.（2020年4月6日閲覧）
https://www.mhlw.go.jp/content/000473038.pdf
2) 厚生労働省.「1箇月単位の変形労働時間制」導入の手引き.（2020年4月6日閲覧）
https://jsite.mhlw.go.jp/tokyo-roudoukyoku/library/tokyo-roudoukyoku/jikanka/ikkagetutani.pdf
3) 厚生労働省ほか. 時間外労働の上限規制わかりやすい解説.（2020年4月6日閲覧）
https://www.mhlw.go.jp/content/00463185.pdf
4) 東京労働局. しっかりマスター労働基準法：割増賃金編.（2020年4月6日閲覧）
https://jsite.mhlw.go.jp/tokyo-roudoukyoku/content/contents/000501860.pdf
5) 全国社会保険労務士会連合会【医療機関向け】法改正解説リーフレット.（2020年4月6日閲覧）
https://www.shakaihokenroumushi.jp/Portals/0/doc/nsec/senryaku/2019/190301_iryou_a4.pdf
6) 厚生労働省. 職場のパワーハラスメント防止対策等説明会 資料No.1, 12.（2020年4月6日閲覧）
https://jsite.mhlw.go.jp/tokyo-roudoukyoku/content/contents/000595226.pdf

4 就業規則

塩原公認会計士事務所　特定社会保険労務士　**福島通子**

POINT

組織として効率的かつ秩序ある行動（仕事、役割）をとれるよう使用者と労働者が相互理解のもと、環境や条件を整え、指針とするものが就業規則です。

どうして就業規則が必要なの？

　人が集まって働く場合にはルールが必要です。自分のルールで勝手に動くと組織として成り立ちません。一定の人数が働く職場では、共通のルールを、わかりやすくまとめる必要があります。法律があるのだからそれで十分ではないのかという疑問もあるかと思いますが、たくさんの法律や難しい言葉の羅列を誰もがそのまま読み解けるわけではありません。わかりやすく、その職場に即したルールとして明記したものが「就業規則」です。つまり、「やらなければならないこと」と「やってはならないこと」を明記したものです。

　就業規則はそこに属するもの全員が知っていなければ意味がありませんから、誰でも見られる場所に置かなければなりません。入職時に交付する場合もありますし、パソコンの共有フォルダーに入っている例もあります。

　また、法律の改正に伴い、就業規則も改定する必要があります。一度つくった規則が永久に有効というわけではなく、法律を下回る内容は無効になりますし、職場の状況が変わればそれに合わせて見直すことが求められます。

> 🌱**豆知識**　労働者が10人以上の事業所には就業規則の作成義務があります。10人未満の場合は作成義務はありませんが、職場の「ルールブック」として作成しておくことが望まれます。

就業規則には何が規定されているの？

　就業規則には、必ず書かなければならないことがあります。労働者の賃金や労働時間などの労働条件に関することはとくに必要な情報ですから、「絶対的必要記載事項」になっています（表1）。また、職場でルールを定める場合に記載しなければならない「相対的必要記載事項」があります。そのほかにも、全員が守らなければならないルールについて規定します。たとえば、職場や職員に迷惑を及ぼすような行為を明記し、該当者をどのように処分するのかも共通のルールとして定めておくことも大事です。

> 🌱 **豆知識**　相対的必要記載事項とは、退職手当に関する事項、賞与に関する事項、安全衛生に関する事項、表彰・制裁に関する事項などの全労働者に適用される事項を指します。

就業規則はどう作成されているの？

　就業規則は、労働者と使用者の双方が守るべきルールですから、労働者もその内容を知らなければなりません。そのため、使用者が就業規則をつくり、労働者の代表に意見を聞いて、「意見書」という書面（次ページ図1）を添付して、労働基準監督署に届け出をします。その後届け出た規則を労働者に周知するという流れです。

> 🌱 **豆知識**　意見書は意見を聞くものであって、「同意書」ではありませんので、反対意見が出たから届け出ができないということではありません。ただし、労働者にとって不利益変更の場合には同意が必要なこともあります。

表1 絶対的必要記載事項

1. 始業および終業の時刻、休憩時間、休日、休暇ならびに交代制の場合には就業時転換に関する事項
2. 賃金の決定、計算および支払の方法、賃金の締切りおよび支払の時期ならびに昇給に関する事項
3. 退職に関する事項（解雇の事由を含む）

意　見　書

令和　年　月　日

＿＿＿＿＿＿＿＿殿

令和　年　月　日付をもって意見を求められた就業規則案について、下記のとおり意見を提出します。

記

以上

職員代表　㊞

就業規則（変更）届

令和　年　月　日

労働基準監督署長 殿

今回、別添のとおり当社の就業規則を制定（変更）致しましたので、従業員代表の意見書を添付の上、お届けします。

事業所の所在地

事業所の名称

使用者 職 氏名　㊞

図1 意見書および就業規則（変更）届の例

就業規則はどんなときに役立つの？

就業規則は使用者の理念や方針を職員に伝える手段でもあります。どのような職場をつくっていきたいのか、どのような人材を育成したいのかが伝わることもメリットの１つでしょう。また、労使双方の権利と義務を明確にするためにも有効です。共通認識のルールがない場合は労使間で行き違いが生じる可能性やトラブルになる可能性もありますが、就業規則に従ってルール通りに労務管理をすれば、トラブルを防ぐ効果もあり、効率的です。

また、ルールが明文化されていれば判断がぶれず、職員間での不公平が生じないこともメリットです。たとえば問題が発生したとき、好き嫌いや個別判断によらず就業規則の懲戒処分のルールに則って職員を処分することができます（表2）。

表2 就業規則の意義

1. 安心感を与え、よい職員に働き続けてもらう
2. 問題職員から職場を守るリスク管理
3. 職員のモチベーションアップ

一般的な就業規則の章立ては？

　同じ職場で働く者であっても価値観はさまざまです。ルールがないと秩序の
ない組織になってしまいます。ルールを守って約束した仕事をすることを前提
に使用者は賃金を支払うのです。たとえば勝手に始業時刻を変えて出勤した
り、勝手に早帰りをしたり、用事もなくいつまでも帰らないようなことをして
はならないと双方が理解していれば、違反した場合に罰則が与えられてもやむ
を得ないことがわかります。多岐にわたる約束事を整理して記載する場合に
は、次のような項目があるとわかりやすいでしょう。

①総則：主に適用範囲など

②採用・異動など：採用や転勤・配置転換など

③服務規律：職員が職務上守るべき約束事

④労働時間、休憩、休日、始業・終業時間など

⑤休暇・休業：年次有給休暇、特別休暇、育児・介護休業など

⑥賃金：手当、賞与、昇給のルールなど

⑦定年、退職、解雇など

⑧安全衛生、災害補償など

⑨職業訓練、教育など

⑩表彰および制裁：懲戒処分のルールなど

⑪雑則

就業規則をつくるときの前向きな発想

　就業規則は、労働基準法で定められているから作成するのではなく、職員が
離職せずに快適に働ける職場をつくるためにはどういったルールが必要なの
か、あるいは事業を継続していくために働く側に求める働き方とはどういった

ものなのか、ニーズに合った前向きな発想が必要です。その意味では、使用者と職員が一緒につくり上げるのが理想かもしれません。

　内容の理解なしに、ひな型通りの就業規則をつくっても、職場の個性に合ったものにならず、実情に合わない可能性があります。本当に必要なルールが抜けてしまう恐れもありますので、なぜ個別のルールが必要なのかを考えながら作成すべきです。

とくに入職・退職時のトラブル防止を目指して

　トラブルが発生しやすいのは、入職・退職時です。入職して日が浅いうちはまだ互いの信頼関係が構築されていませんので、何の気なしに発した言葉が誤解を生んだり、退職時には職員のやる気が失せていたり自分勝手な発言が目立つようになったりします。

　たとえば採用時に「必要な書類を3日以内に提出しなければならない」というルールがあれば、健康保険などの加入手続きも速やかにできるでしょう。しかし2週間以内とした場合はどうでしょう。手続きは遅れ、保険証が届かないうちに医療機関の受診を要する事態にもなりかねません。よって入・退職の手続きなどの方法は具体的に定め、例外なく従ってもらうのが得策です。

試用期間なら解雇はできる？

　職員を採用する場合に試用期間を設けることがあります。労働基準法などに定められてはいませんが、その職場にふさわしい人物かどうか、能力はどうかなどを見極めて本採用をするかどうかを決めるためには必要な期間といえるでしょう。期間に定めはありませんが、3カ月前後の期間をおいて判断する場合が多いようです。ただし、試用期間中だから簡単にやめさせることができると勘違いしている使用者もいますが、試用期間中とはいえ雇用契約が結ばれていますので、相当の理由がない限り解雇はできません。また、入職から14日を超えた場合は「解雇予告」もしくは「解雇予告手当」の支払いが必要です。

退職に関してのポイントは？

　職員が自ら退職を申し出る場合には、どのくらい前であれば事業の運営に支障がないかを考慮して時期を決定します。特に医療専門職などの場合はなかなか代わりの職員が見つからないこともあり、探す時間も必要です。ルールがなかったとしたら、「次の就職先が決まったので明日辞めます」ということさえ起こります。たとえば、3カ月前には退職届の提出を求めるといったルールがあれば、使用者側は準備をすることができます。

　ただし、退職届の提出などに関する労働基準法上のルールはなく、民法上は、解約の申し入れから2週間で契約終了となる旨の記載があるため、就業規則のルールを無視されてしまう場合もあり得ます。引継ぎやほかの職員に迷惑をかけないために、3カ月前の提出が必要であることを入職時にきちんと説明して、理解を得ることが大事です。

　また、無断欠勤が続いて連絡がとれなくなってしまったというトラブルもあります。例えば、就業規則の退職事由の中に、「無断欠勤が14日間連続した場合は退職の意思表示をしたものとみなす」という規定があれば、一定の条件に達した時点で退職の手続きがとれます。

年次有給休暇の時期指定義務について

　有給休暇の年5日の時季指定が義務づけられています（次ページ図2）。就業規則に明記し、対象となるすべての職員が取得できるように勤務計画をつくりましょう。

退職時に有給休暇消化は拒否できる？

　残っている有給休暇をすべて取得してから退職する労働者が増えています。取得可能な期間内の有給休暇の申し出を使用者は拒否することはできません。しかし、引継ぎなどを一切しないで有給消化に入ってしまう例も見受けられます。どうしても退職日まで実働してほしい状況下では、失効してしまう有給休暇を一定の金額で買い取ることも可能です。有給休暇の買い取りは原則として

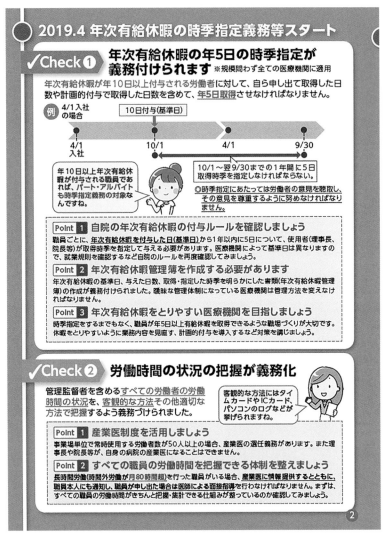

図2 全国社会保険労務士会連合会【医療機関向け】法改正解説
リーフレット（文献1より引用）

禁止されていますが、引継ぎを完了せず、代替要員の手配もできないなどのやむを得ない事由がある場合は、合意を得て買い取りができるルールを定めておいてもよいでしょう。

いずれにしても最後にまとめて取得されるのを避けたいのであれば、できるだけ有給休暇の取得を含めて勤務計画を立てるべきです。日ごろのコミュニケーションを密にして、退職時のトラブルを回避する努力をしましょう。

始業・終業の時刻はどう決める？

　始業時刻は仕事を始める時刻です。決められた時刻よりも前に来て準備をしないと仕事が始められないならば、その準備時間も含めて始業時刻を設定しなければなりません。たとえば診療開始時刻と始業時刻が同じということはないはずです。また終業時刻は仕事を終える時間ですから、診療終了後に後片づけや清掃が必要であれば、その作業終了後の時間を終業時刻としなければなりません。それと同時に決められた時間内で、準備から申し送りや後片づけまでを完了できるように無駄な時間をなくす努力も必要です。就業規則の規定が実態と合わない場合は、現状を把握して就業規則の改定をしましょう。そのうえで、労働時間として決められた時間を無駄に使うことなく、効率的に業務をこなし、だらだらと時間外労働にならないように意識することも大事です。

欠勤、遅刻、早退などに関するルールは？

　欠勤や遅刻などの不就労について、どのように取り扱うかも規定しておくと上司は勤怠管理がしやすいと思われます。たとえば「欠勤する場合は当日の始業時刻前に連絡をしなければならない」とした場合、始業時刻までに連絡がないことはルール違反となり、繰り返す場合は雇用契約に違反することにもなりますので、処分の対象となります。一方、ルールがないと放置となりがちです。頑張っているほかの職員の不信感を増大させ、不平不満の種となりますので、ルールを守る職員に対する適正な評価と、ルールを破る職員への処分を明確にしておくことが求められます。

　なお、約束した仕事を全うするために体調管理をするのは働く側の責任です。それができないということも契約違反となりますので、時間を守ることのほかに体調管理にも気を配ることをルールとして定めておくとよいでしょう。

ハラスメントを防止するためのルールはどうする？

　ハラスメント防止の規定は、当時者間だけではなく、組織の責任を問われる重要な問題です。いわゆるセクハラやパワハラなどさまざまなハラスメントが

発生した場合に迅速な対応ができるように、相談窓口を設け、どのように調査してどのような懲戒処分をするのか、ルールを定めておくことが大事です。

　また、2020年6月1日からは、職場におけるハラスメント防止対策が強化されます。職員からの相談では、パワーハラスメントについてが最も多いという調査結果が報告されています（図3、表3）。上司は必要な注意や指導をしたつもりが、後輩にはいじめと受け取られるなど、双方のとらえかたに違いがあることも増加の理由のようです。どんなことでもパワハラに該当するわけではありませんが、一度傷ついた心はなかなか元に戻りません。たとえば院内研修などで具体例をあげて説明し、全員共通の理解としておくことも必要です。

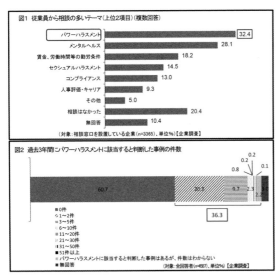

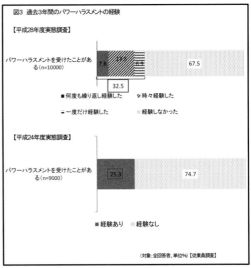

図3 パワーハラスメントの実情（厚生労働省）（文献2より引用）

表3 パワーハラスメント行為の6類型

1. 身体的な攻撃（蹴ったり、殴ったり、体に危害を加えること）
2. 精神的な攻撃（侮辱、暴言など）
3. 人間関係からの切り離し（仲間外れや無視など個人を疎外すること）
4. 過大な要求（遂行不可能な職務を押しつけること）
5. 過小な要求（本来の仕事をさせない）
6. 個の侵害（プライバシーを侵害すること）

豆知識　ハラスメント防止対策の強化

「改正労働政策総合推進法第 30 条の 2」のパワーハラスメントの措置義務が生じます。中小企業は 2022 年 3 月 31 日までは努力義務です。

懲戒処分のルールはどうする？

　職場が円滑に機能するためには、迷惑行為を行う職員や規律を守らない職員にその行動を改めてもらう必要があります。しかし、中には持論を曲げない者や、何度注意してもまた元に戻ってしまう者もいます。そのような場合、もっと強力に悔い改めてもらうために懲戒処分をすることがあります。「懲戒処分事由」は必ず定めておくべきです。職場や同僚や上司にどんなに迷惑をかけても「このような行為をしたら懲戒処分にする」と記載していなければ処分ができません。具体的に考えられる理由はいくつでも記載しておくとよいでしょう。ただし、社会通念上常識的な事由であれば処分ができますが、一般常識とかけ離れたような事由では無効になる場合もあります。また、行為の度合いによって処分の程度も変わるのが一般的です（表 4）。また処分を決めるまでのプロセスも規定にしておくと、公正な決定であることが周知できるのではないでしょうか。

最大の興味は給与？

　就業規則は職場の秩序を守るために有効ですが、職員が納得して働くための処遇を確認する術でもあります。仕事をする目的にはもちろん働き甲斐や使命

表4　懲戒処分の例

- 戒告・けん責：口頭での注意、始末書などを出させて文書で注意
- 減給：給与を減額
- 出勤停止：一定期間出勤を停止し、その間を無給とする
- 降格・降級：役職や立場を下位のものに引き下げる（降給を伴う）
- 諭旨解雇：問題行動のある者に退職届の提出を求め、出ない場合は懲戒解雇
- 懲戒解雇：問題のある者を解雇（強制的にやめさせること）

感などもありますが、やはり大きな目的は賃金を得ることです。働きに見合った賃金はモチベーションを上げますが、自分で思うよりも評価が低く賃金が少ないと、当然のことながらやる気をなくします。公平に賃金が決定される仕組みが見えることはとても大事です。

　基本給がどのように決定されているのか、昇給はどうなるのか、賞与は支払われるのか、諸手当はどのような場合に支給されるのか、ルールがきちんとしていれば不公平感は生まれません。業務内容や責任の重さが同じであれば同等の賃金を支払うのは当たり前のことといえるでしょう。

　また、時間外労働に対しても、指示の徹底とともに、申請のルールや割増賃金に関する定めを周知しておかなければなりません。どのような場合に時間外手当が支払われるかを双方で確認したうえで、法定の割増率を明記することで、サービス残業にはならないという安心感が生まれます。

まとめ

- 使用者・労働者の働く権利と条件などを守るために就業規則はある。
- 不平・不満・不公平などを生じないためにあらゆる事象を想定したものを作成し、周知する必要がある。

📖 引用参考文献

1) 全国社会保険労務士会連合会.【医療機関向け】法改正解説リーフレット.（2020年4月6日閲覧）
https://www.shakaihokenroumushi.jp/Portals/0/doc/nsec/senryaku/2019/190301_iryou_a4.pdf
2) 厚生労働省.「職場のパワーハラスメント防止対策等説明会」資料 No1, 12.(2020年4月6日閲覧)
https://jsite.mhlw.go.jp/tokyo-roudoukyoku/content/contents/000595226.pdf
3) 厚生労働省.「1箇月単位の変形労働時間制」導入の手引き.（2020年4月6日閲覧）
https://jsite.mhlw.go.jp/tokyo-roudoukyoku/library/tokyo-roudoukyoku/jikanka/ikkagetutani.pdf
4) 東京労働局.「しっかりマスター労働基準法　割増賃金編－」.（2020年4月6日閲覧）
https://jsite.mhlw.go.jp/tokyo-roudoukyoku/content/contents/000501860.pdf
5) 厚生労働省・都道府県労働局.「パートタイム・有期雇用労働法が施行されます」.（2020年4月6日閲覧）https://www.mhlw.go.jp/content/000473038.pdf

5 雇用形態

聖泉大学　看護学部・大学院看護学研究科（看護管理学）　教授　**木村知子**

雇用形態には大きく分けて、正規雇用と非正規雇用があります。非正規雇用の中にも種類が
あり、雇用契約期間や所定労働時間、直接雇用か間接雇用かにより異なってきます。また、
最近は多様な雇用（勤務）形態が看護師の確保・定着の対策とされています。

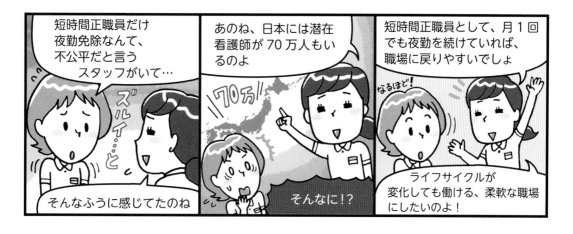

主任

> 短時間正職員だけが夜勤なしなのは不公平な感じがすると言うス
> タッフがいます。どうしても、それ以外の人に負担がかかるような
> シフトになっちゃうし。

> そうかといって、短時間正職員を雇わないと、人手不足に陥るの
> は目に見えてるわ。日本の潜在看護師は70万人もいるっていわ
> れているのよ。

師長

> そんなに！

> そのまま辞めてしまっては、その人にとってももったいないわ。
> 私は、どんな状況になっても働き続けられるような職場にしたい
> の。何年もかかるかもしれないけれど、月に1回でもいいから夜
> 勤を続けていれば、戻りやすくなるはずよ。

> 長い目で見ればいいんですね。

雇用形態とは

　雇用形態とは、どのように雇用するかということで、勤務形態という言葉と似ています。ここでは雇用する側からは雇用形態、また雇用される側からは勤務形態という言葉としてとらえるとわかりやすいでしょう。

　雇用形態は、一般的に正規雇用（常勤）と非正規雇用（非常勤）に大きく分けられます。正規雇用は、2012年の厚生労働省「望ましい働き方ビジョン」によると、①労働契約の期間の定めはない、②所定労働時間がフルタイムである、③直接雇用である、という3つの条件を満たすこととしています。これらすべてを満たすもの以外の雇用は、非正規雇用となります[1]。

　雇用期間は、期間が定まっていない無期雇用（定年制）と期間が定まっている有期雇用に分けられ、正規職員は無期雇用つまり定年まで雇用するということです。有期雇用では、雇用期間が1年単位と定まっている場合が多いですが、更新制度がある場合（更新回数の制限を含むこともあり）とない場合があり、また期間が1年ではなく数年という場合もあります。この雇用形態により、職務内容や労働条件、給料の規定などの処遇も異なってきます。非正規職員の中には、契約職員、嘱託職員、派遣職員、パートタイマー（以下、パート）、アルバイトが含まれます。とくに派遣職員については、派遣先の直接雇用でなく、契約上の使用者（派遣会社）でない者（就労場所の管理者）の指揮命令に服して就労する雇用関係で間接雇用となっていることが特徴です。

　従来は一般企業では、正規雇用と非正規雇用との、職務内容があまり違わないにもかかわらず、いわゆる労働条件が異なっていることがあり、非正規社員はできることならば正規社員としての採用を希望する状況も多かったようです[1]。ただし、このような状況は、2020年4月の働き方改革（パートタイム・有期雇用労働法と労働者派遣法の改正）により、同一労働同一賃金制度となり変化がありました。また、フルタイムでなく短い時間働きたいから、パートを選択している人が多いともいわれています（表1）[1]。

看護師の雇用形態

　ここで病院で勤務する看護師の雇用形態についてみると、以前から多くが正

表1 雇用形態の種類

雇用区分	正規職員	非正規職員
雇用期間	無期	有期
一般的な名称	・常勤 ・短時間正職員	・非常勤職員 　・契約社員 　・嘱託社員 　・派遣社員 　・パートタイマー 　・アルバイト

規雇用（常勤）であり夜勤を伴っています。また夜勤を伴わない部門の看護師は、非正規雇用（非常勤）が多く、とくに外来勤務はその代表です。

　看護師の雇用形態としては、正規職員（いわゆる常勤）は、日勤と夜勤を伴う勤務を必ず行う、つまり交代制勤務というのが一般的でした。しかしこの夜勤を伴う勤務であるがゆえに、妊娠・出産、子育てと両立していくことが困難で、退職せざるを得ない看護職は多くいました。つまり、夜勤ができない看護師は退職するか、継続して働くにはパートという非正規職員に変わるしか方法はなかったのです。

7対1入院基本料が算定された2006年の看護師採用の争奪戦

　2006年度の診療報酬改定で、新しく算定された7対1入院基本料（常時患者7人に1人の看護師）に伴い、従来は患者10人に対して看護師1人が最高基準であったところを、それよりも高い入院基本料が新設され、これを算定しようとする病院では、ベッド数に応じた看護職員を新たに採用することが必須となりました。特に大学附属病院をはじめとする特定機能病院などが、40歳未満などの年齢制限などを除外して看護師の求人を積極的に行いました。大規模病院ほど多くの看護師が必要で、新卒看護師や中途採用看護師が多く採用されました。そのために地方の中小病院では看護職の採用がそれまで以上に困難となり、確保対策に苦戦することになりました。

　これを機に、地方の中小病院では新たな確保対策を考え出し、新規に看護師が採用できないなら、現在雇用している看護師が辞めないための工夫、さらには大病院で（ライフイベントのために）退職せざるを得なかった看護師を再雇

用できる仕組みづくりを考えました。これらの取り組みは、雑誌やニュースでも紹介され、現在の多様な雇用（勤務）形態を発展させることにつながったといえます。

多様な雇用形態

　多様な雇用形態の1つは、短時間正社員（職員）制度です。当時の日本看護協会が推奨し現在に至っています。注目すべき1つのキーワードとなり、正規職員であるためには、フルタイムで決められた回数の夜勤をすることが当たり前のようになっていた考え方を大きく変えたといえます。病院によりさまざまですが、週当たり20〜30時間の労働時間であっても正規職員とすることや、夜勤が困難で日勤だけの勤務であっても、また決められた労働時間のうち夜勤と日勤を組み合わせて勤務しても、正規職員とする方法です。正規職員のままでいることで、勤続年数を重ねることになり退職金にも反映されます。また非正規職員のパートでは給与が時間給であったり賞与がないことなどがありますが、短時間正職員は所定労働時間に比例した基本給とすることなどで、これまでにはない雇用形態となりました。これらは育児短時間勤務として育児休業後の職員に多く採用されてきました。

　2010年から日本看護協会がワーク・ライフ・バランスに取り組み出したこともあって、徐々に大規模病院や公的病院においてもこのような勤務形態が採用されています。このようにして、看護職の雇用形態は、徐々に多様となってきました。ただ、短時間正職員が増えることでのデメリットもあり、制度の利用者以外の看護師に負担がかかるという面も忘れてはいけません。

　日本において高齢者が増加する中、2013年に改正された高齢者雇用安定法により、医療機関にも定年の引き上げ、継続雇用制度、定年の定めの中止のいずれかの措置を行うように義務づけられています。看護師についても、60歳定年とされてきた定年年齢を引き延ばすかについてそれぞれの病院で検討され、多くの病院では定年後の看護師を再雇用しています。日本看護協会（2019）によると、定年を60歳超としているところは18.3%あり、それらの平均は64.2歳となっています。また65歳まで継続して雇用する病院は67.5%となっており、看護師は60歳以降も働き続けていることがうかがえます。人生100年時代、日本看護協会前会長の坂本すが氏が、「看護職の定年は75歳と思って

ください」と言われていたことを思い出します。

　このように、正規雇用・非正規雇用などをあわせて、また業者からの派遣職員も含めて、雇用形態は多様化しています。多様化した雇用形態ごとに、それぞれの職務内容や給与などの処遇について、本来は職員の誰もがわかる一覧が提示されることが重要です（次ページ**表2**）。

　病院においては、この先もさらに多様な雇用形態が採用されると推測します。それぞれの雇用における看護師のもてる力を十分に発揮できる職場は、看護も発展していくと考えます。

（豆知識）**多様な雇用形態**　雇用形態ごとの処遇が、一貫していることが重要です。たとえば「基本給は時間に比例する」とすることです。また、それぞれの雇用形態の適応者を何名とするのかもあらかじめ決めておく必要があります。たとえば、短時間正職員が1つの部署に多く集まっては業務が成り立ちません。

実践で活かすための Tips

「雇用形態を変更する」という考え方

　多様な雇用形態が準備されている中、看護師が自身のライフイベントに合わせて、雇用形態を変更しながら、同一病院で働き続けるという仕組みです。看護職を一度辞めてしまうとそのまま潜在看護師となってしまう現状もあり、その数はおよそ70万人ともいわれます。個々のライフイベントに合わせた形で、働き続けられる仕組みが必要です。つまり、子育てで夕方の残業や夜勤を避けたいときには日勤で短時間勤務を、また子育てが一段落すれば夜勤も行うというような働き方です。

　しかし、夜勤は全く中止してしまうと次に夜勤をすることにつながりにくいために、月1回の家族の都合がつくところだけでもよいから夜勤を行うことが、就業を継続する方法であることもわかってきました。

表2 多様な雇用形態と職務内容・処遇等（例）

雇用区分		正規職員				非正規職員（嘱託）			非正規職員（パートタイマー）		
雇用形態名称		常勤	夜勤専従	短時間正規職員		日勤Ⅰ	日勤Ⅱ		パートタイマー		
契約（適応）期間		期間の定めなし	期間の定めなし 1カ月単位で変更可	最長で子どもが満○歳まで 終了後は常勤		最長○年間 終了後は、正職員となることを前提			1年更新（更新の上限なし）		1年更新（更新の上限なし）
職務内容		受け持ち看護師、部屋持ち、日勤リーダー、リーダーシップ	受け持ち看護師、部屋持ち、リーダー、リーダーシップ	受け持ち看護師、部屋持ち、日勤リーダー、リーダーシップ		受け持ち看護師、部屋持ち、リーダーシップ（日勤リーダー、プロジェクトリーダー）、学生実習指導者 ＊適応期間中は管理職・役職の責を免ずる			担当業務、部屋持ち		担当業務、主に機能別業務
勤務	所定時間	週37.5時間	週37.5時間	1日6時間	週30時間	週37.5時間	週30時間（週4日）	週32.5時間（16時まで）	週37.5時間	週30時間以上	週30時間未満
	夜勤	あり	あり	なし	なし	なし	なし	なし	なし	なし	なし
	休日勤務	あり	あり	あり	あり	あり	土曜のみ	なし	なし	なし	なし
	残業	あり	あり	なし	なし	状況に応じて発生する場合あり			なし	なし	なし
処遇	基本給	100%	100%	80%	80%	○%	○%	○%	時間給	時間給	時間給
	準夜手当	×円	×円	-	-	-	-	-	-	-	-
	深夜手当	××円	××円	-	-	-	-	-	-	-	-
	夜勤特別手当	1カ月夜勤回数が10回でα円、6回でβ円	××円	-	-	-	-	-	-	-	-
	賞与	100%	100%	80%	80%	○%	○%	○%	○%	○%	なし
	退職金	あり							あり		なし
	社会保険	あり							あり		なし
	委員会活動	あり							あり		なし
その他	研修会参加	ラダーに応じた研修あり 院外長期研修も可							本人希望	本人希望	本人希望

まとめ

- 雇用形態の種類は、正規雇用と非正規雇用の 2 つに大別される。
- 多様な雇用（勤務）形態の看護師の強みを活かした働き方を工夫する。

📖 引用参考文献

1）小野公一. 人を活かす心理学（産業組織心理学講座，第 2 巻）. 京都，北大路書房，2019，48-57.

2）木村知子. 愛知県立大学院看護学研究科看護政策論プレゼンテーション資料「7：1 看護が中小病院に及ぼした影響」. 2006.

3）木村知子. 看護職の継続就業を保証する多様な雇用形態循環モデルの構築と検証. 愛知県立大学大学院看護学研究科博士論文. 2017.

4）日本看護協会. 2019 年病院看護実態調査（日本看護協会調査研究報告 No.95）. （2020 年 4 月 14 日閲覧）https://www.nurse.or.jp/home/publication/pdf/research/95.pdf

第**3**章　労務管理の基礎知識

6 勤務体制

聖泉大学　看護学部・大学院看護学研究科（看護管理学）　教授　木村知子

POINT

看護師の勤務体制は、交代制勤務で夜勤を伴う不規則な勤務です。各病院では診療報酬上の算定要件に基づき、看護師の配置が決められています。一人ひとりの看護師の勤務は、各看護単位で 28 日〜 1 カ月ごとの勤務表で定められます。この勤務表は、看護師個人の生活を左右するものであり、いつの時代でも看護師の「ベストセラー」です。

看護師の勤務体制

　　ここでは、主に病院に勤務する看護師の勤務体制について述べます。

　　365 日 24 時間の看護ニーズに対応するためにどのように看護師が勤務（看護管理者側からは、配置）するかということが、勤務体制です。

　　医療法では看護師の配置人数は、入院患者 3 人に対して看護職 1 人、外来患者 30 人に 1 人となっています。しかし、実際に看護師をどのように配置するかについては、各病院が診療報酬の入院基本料や看護職員夜間配置加算の算定要件に見合うように決めています。

　　病棟には、看護師は 24 時間勤務する必要があります。夜勤を伴う交代制勤務であり、三交代制（日勤、準夜、深夜）や二交代制（日勤、夜勤つまり前述の準夜と深夜に該当）があります。また、外来部門は病院の機能により手術室や透析室、外来など深夜帯は常時勤務の必要がなくとも、日勤帯のみでなく準夜帯にかかる勤務もあり、この勤務時間を二交代（早出、遅出など）としているところもあります。さらに、夜間診療（救急患者の受け入れ状況）に合わせて、当直制や交代勤務、待機（オンコール）もあります。管理部門でも、病院の機能に合わせて、夜間や休日に管理当直者を配置しています（表 1）。

　　これらすべてを合わせて交代制勤務と呼んでいます。この交代制勤務を実施するにあたり、給与面でも基本給とは別にそれぞれの勤務をすることに対してさまざまな手当てが支払われることになります。つまり、勤務体制は、診療報酬や給与（手当）、さらにはその勤務内容と連動しているといえます（図 1）。

表1 勤務体制

勤務の種類	主な部門	内容
三交代	病棟	24時間を、深夜・日勤・準夜の3シフトで勤務
二交代（病棟）	病棟	日勤と夜勤の2シフトで、夜勤は準夜と深夜に該当
中勤	病棟	二交代制で夜勤時間を16時間以内にするために、日勤終了後～夜勤開始をカバーする勤務
二交代（外来部門）	外来部門	いわゆる日勤と準夜にあたる時間帯に勤務
当直	外来部門、管理部門	労働基準法上の宿直にあたる業務密度の低い働き方を指し、通常業務はしない
待機（オンコール）	外来部門、産科	日祝日や夜間、自宅などで待機していて、必要時に呼び出され、その後実働となる
夜勤専従	病棟	日勤をせず夜勤のみを行う

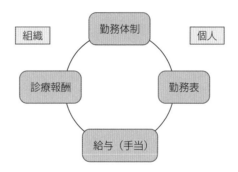

図1 勤務体制との連動

24時間365日の看護ニーズに応えるために必要な「夜勤」

　従来、看護師の勤務は夜勤を伴うものとされてきました。1949年は、宿日直制が基本でしたが、その後1958年に、診療報酬改定により「基準看護」が算定され、三交代制が誕生したとされています。2011年より看護師の離職を改善するために夜勤について注目されました。日本看護協会が重点課題として夜勤を取り上げ、見直しが行われてきました。2013年に日本看護協会が発行した「看護職の夜勤・交代制勤務に関するガイドライン」（以下、ガイドライン）をもとに、それぞれの病院で多くの検討や改革がなされてきました[1]。その中には、夜勤専従といわれる勤務体制もあり、期間限定で交代制勤務から夜

勤専従に変更や、非常勤として夜勤専従の勤務だけをする場合（アルバイトなど）もあります。

　看護師の夜勤配置人数も診療報酬で定められており、入院基本料とともに病院には大きな収入となっています。また、一人当たりの看護師の平均夜勤時間数は、72.0時間以内／月または28日という縛りがあり、これに違反すると入院基本料の条件が満たされないことにもなります。この診療報酬上の縛りにより、看護師の夜勤の過剰な負担は抑えられているともいえます。さらに診療報酬上では、看護師の過剰な勤務負担を軽減するために、看護職員夜間配置加算においては、ガイドラインで示す11項目のうちの4項目があげられています（表2）。

　現在は、夜勤体制については、三交代制（23.7%）よりも二交代制（62.7%、勤務時間が16時間を超える場合も含む）のほうが多くなってきています（日本看護協会、2019）。

表2 夜勤・交代制勤務の「勤務編成の基準」11項目

	項目	基準
基準1	勤務間隔	11時間以上あける
基準2	勤務の拘束時間	13時間以内とする
基準3	夜勤回数	3交代勤務は月8回以内を基本とし、それ以外の交代勤務労働時間などに応じた回数とする
基準4	夜勤の連続回数	2連続（2回）までとする
基準5	連続勤務日数	5日以内とする
基準6	休息時間	夜勤の途中で1時間以上、日勤時は労働時間の長さと労働負荷に応じた時間数を確保する
基準7	夜勤時の仮眠	夜勤の途中で連続した仮眠時間を設定する
基準8	夜勤後の休息（休日を含む）	2回連続夜勤後にはおおむね48時間以上を確保する 1回の夜勤後についてもおおむね24時間以上を確保することが望ましい
基準9	週末の連続休日	少なくとも1カ月に1回は土曜・日曜ともに前後に夜勤のない休日をつくる
基準10	交代の方向	正循環の交代勤務とする
基準11	早出の始業時刻	夜勤・交代制勤務者の早出の始業時刻は7時より前を避ける

（文献1より引用）

ダイバーシティマネジメント

　看護師は、いつの時代も不足しているといわれ続けてきました。離職の多くの原因は、結婚・妊娠・育児です。女性が多いために、出産というライフイベントを避けられないこともあり、それにまつわる結婚や妊娠、育児も仕事を継続していくうえでは困難なことです。育児と両立するためには、夕方の保育所への迎えの時間に間に合うように日勤を終え残業はしないことや夜勤をしないこと、または夜勤回数を制限すること、さらには日・祝日など保育所が開園されない日は勤務できないなど、多くの勤務制限を必要とする看護師も多く存在するのが事実です。一方では比較的自由の利く独身者や子どもがいない人、また子育てを終えた人に、夜勤や残業の負担がかかっていることも事実です。これらの負担が多い看護師には、給与や賞与で加算を考慮するなど、インセンティブがあればよいと考えます。また、実際にこれらに取り組んでいる施設も存在します。

　近年、不妊治療を受けながら、がんの治療をしながら勤務する看護師も増えてきています。さらに、働きながら大学院で学ぶ看護師もおり、以前よりも仕事以外のことに時間を必要とする人たちもいます。夕方まで勤務できない人は、それまでの時間の勤務はできることから、組織としてうまく活用する方法を考えることが必要です。たとえば、看護学生の実習指導を行うなど、毎日日勤で学生の実習時間内での短時間勤務が可能であればそのようなことも考えられるでしょう。

　これらのように、一人ひとりの看護師の働き方を満足させるよう、さらにほかの看護師も快く働くことができる組織としての工夫が必要です。それぞれの病院の中で、どのような制度が整備されているのか、また運用されていることはどのような範囲のことかを把握しておくことで、看護師一人ひとりが働き続けられる職場となっていくと考えます。

　「働き方改革を推進するための関係法律の整備に関する法律」が、2019年4月より施行されました。これまでにも、日本看護協会では、ワーク・ライフ・バランスと看護職の働き方改革を推進してきました。それらに基づいて、それぞれの病院では、看護部門が事務部門と協力して、離職防止や働き続けられる職場づくりを行ってきています。今後いかに、さまざまな個人の状況に合わせ

ながら組織全体としてよりよい、勤務体制としていくのかは、看護管理者の手腕にかかっていると思います。

> ## 🌱豆知識　月平均夜勤時間数
>
> 　診療報酬で入院基本料を算定するにあたり重要な要件です。1カ月（または28日）に夜勤を16時間以上行っている看護師の平均夜勤時間数を指します。該当する看護師の夜勤時間数を該当する看護師の人数で割って算出します。なお、急性期一般入院料7対1および10対1の入院基本料においては16時間未満（短時間正職員の場合は12時間未満）、その他の入院基本料においては8時間未満の夜勤をする看護師や夜勤専従看護師（日勤はなし）は、該当しません。

実践で活かすための Tips

「病棟看護師の稼働率」という考え方

　病棟勤務看護師の必要数を計算する方法としては、一人当たりの勤務時間数から算出する方法が日本看護協会から提案されていますが、ここでは別の算出方法を示します。

　1年365日のうち、一人の看護師が何日勤務するかを単純に考えた場合、病院で定められている休日数と病院による夏季休暇や一人当たりの平均有給休暇日数を算出すると、a日は休暇となります。日本看護協会（2019）の調査では、平均115.6日となっています。さらに出張や研修により勤務しない日をb日として算出すると、1年間のうち勤務する日数はc（365－a－b）日となり、一人の看護師が年間勤務する日数を算出したうえで、それを365日を分母とする比率を**看護師の稼働率**と考えることができ、d（c／365）×100（％）となります。

　病棟に必要な1日当たりの看護師数（e）は、それぞれ算出されているので、この稼働率を用いることで、病院全体として必要看護職員数が算出できます。

　病棟全体の1日当たりの必要人数（e）／病棟看護師の稼働率（d）＝病棟看護師の必要人数

　病棟のみの配置人数であり、外来は含みません。

まとめ --

- 看護師の配置は、診療報酬の入院基本料や看護職員夜間配置加算によって定め、それにより勤務体制を工夫する。
- 看護師の一人ひとりの勤務は、看護単位ごとに勤務表で決められ、交代勤務については、それぞれ給与（手当）が支給される。

📖 引用参考文献 ··

1) 日本看護協会編著. 看護職の夜勤・交代制勤務に関するガイドライン. 2013. 21-28, 34-35.（2020 年 4 月 22 日閲覧）
https://www.nurse.or.jp/home/publication/pdf/guideline/yakin_guideline.pdf
2) 木村知子. 愛知県立大学大学院看護学研究科博士論文「看護職の継続就業を保証する多様な雇用形態循環モデルの構築と検証」. 2017.
3) 日本看護協会. 2019 年病院看護実態調査（日本看護協会調査研究報告 No.95）.（2020 年 4 月 14 日閲覧）https://www.nurse.or.jp/home/publication/pdf/research/95.pdf
4) 日本看護協会編. 令和元年度版看護白書：看護職の働き方改革. 東京, 日本看護協会出版会, 2019, 2-15.

第**3**章 労務管理の基礎知識

■ 人材育成

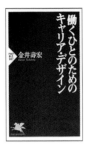

働くひとのためのキャリア・デザイン（PHP新書）

金井壽宏／著
PHP研究所
2002年　305ページ

▶何のために仕事をするのか、誰のために働くのか、という問いを投げかけてくれる本です。　　　（松浦正子）

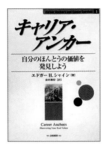

キャリア・アンカー
―自分のほんとうの価値を発見しよう

エドガー・H・シャイン／著
金井壽宏／訳
白桃書房　2003年　120ページ

▶この本の1番の魅力は、キャリア志向質問票に回答し、得点集計表に書き込むことで、自分自身のキャリアアンカーを確認することができることです。　　　　　　　　（松浦正子）

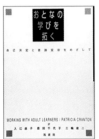

おとなの学びを拓く
―自己決定と意識変容をめざして

パトリシア・A・クラントン／著
入江直子ほか／訳
鳳書房　1999年　343ページ

▶「おとなの学び」が理論的・実践的に紹介されています。看護職者の院内研修などの計画や具体的支援が参考になります。　　　　　　　（前川幸子）

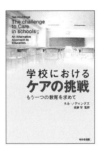

学校におけるケアの挑戦
―もう一つの教育を求めて

ネル・ノディングズ／著
佐藤学／監訳
ゆみる出版　2007年　350ページ

▶生きる上で大切な、愛すること、世話することを教えるために、ケアリングを中心に「教育」をとらえ直した1冊です。　　　　　　　　（前川幸子）

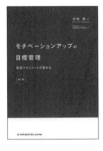

モチベーションアップの目標管理
―看護マネジメントが変わる 第2版

河野秀一／著　メヂカルフレンド社
2011年　212ページ

▶目標管理を通して、モチベーションを高める目標設定、面接のしかたについて具体的に書かれています。
　　　　　　　　　　　　（河野秀一）

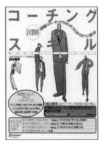

図解コーチングスキル

鈴木義幸／著
ディスカヴァー・トゥエンティワン
2005年　93ページ

▶OJTで使える41の具体的なコーチングスキルが紹介されています。図解がとてもわかりやすく、指導者必見の1冊です。　（ウィリアムソン彰子）

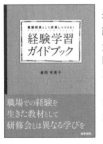

看護師として成長しつづける！経験学習ガイドブック

倉岡有美子／著
医学書院
2019年　104ページ

▶成人学習とは何か、経験からの学びをどのように成長に変えるのか、がわかりやすく解説されています。
　　　　　　　（ウィリアムソン彰子）

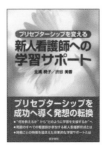

プリセプターシップを変える新人看護師への学習サポート

北浦暁子、渋谷美香／著
医学書院
2006年　116ページ

▶1年目看護師に生じる困難を時期ごとに整理し、それらにどのように教育的に関わるかをさまざまな理論や書籍を紹介しながら解説しています。はじめて指導をする方にとって予習ともなる1冊です。　（ウィリアムソン彰子）

■チームマネジメント

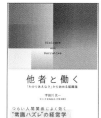

他者と働く
―「わかりあえなさ」から始める組織論

宇田川元一／著
NewsPicks パブリッシング
2019年　200ページ

▶看護チームの一員として働き、多職種と協働している看護職。日々、他者との関係性に悩みながら働いているすべての人に、優しく背中を押してくれるような本です。　　　　（南谷志野）

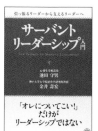

プリセプター・臨床指導者のための
臨床看護教育の方法と評価

ロバート・オリバーほか／著
小山眞理子／監訳
南江堂　2000年　191ページ

▶教育環境を整えるとはどういうことなのか、計画、実践、評価までが1冊にまとまっています。

（ウィリアムソン彰子）

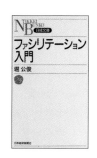

ファシリテーション入門
（日経文庫）

堀公俊／著
日本経済新聞出版
2004年　200ページ

▶ファシリテーションの基本的スキルが具体的に解説されているので、導入を考えている人には役立つ1冊です。

（渡邊千登世）

サーバント・リーダーシップ入門

池田守男、金井壽宏／著
かんき出版
2007年　256ページ

▶サーバント・リーダーシップの考え方についてわかりやすく解説してくれている入門書です。　　（渡邊千登世）

■労務管理

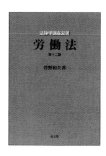

労働法 第12版

菅野和夫／著
弘文堂
2019年　1248ページ

▶労働法が体系化され解説されているので、根拠となる条文を確認するのに最適です。　　　　　　（福島通子）

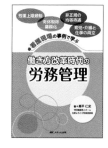

看護現場の事例で学ぶ
働き方改革時代の労務管理

高平仁史／著
メディカ出版
2019年　224ページ

▶現場でありがちな労務上の問題に対して事例を挙げて解説しているので、速やかな問題対応に役立ちます。

（福島通子）

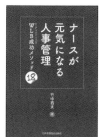

ナースが元気になる人事管理
― WLB成功のメソッド18

竹中君夫／著
日本看護協会出版会
2018年　184ページ

▶人事担当者が執筆した、多様な雇用形態を利用し生き生きと働ける職場づくりのためのメソッドです。看護管理者はこのような事務職員と仕事をしたいと思うでしょう。　　　　（木村知子）

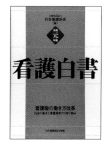

令和元年版 看護白書 看護職の
働き方改革
―社会の動きと看護現場での取り組み

公益社団法人日本看護協会／編集
日本看護協会出版会
2019年　284ページ

▶看護職の働き方について、経緯や現状、課題についてまとめられています。また先駆的な取り組み事例も多く掲載されています。　　　　　　（木村知子）

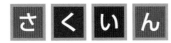

ナーシングビジネス 2020 年夏季増刊

人材育成・チームマネジメント・労務管理の基礎がわかる！

看護「人材管理」ベーシックテキスト

さくいん

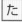

●読者のみなさまへ●

このたびは、本増刊をご購読いただき、誠にありがとうございました。ナーシングビジネス編集室では、今後も皆さ
まのお役に立つ増刊の刊行を目指してまいります。つきましては、本書に関するご感想・ご提案などがございました
ら当編集室（nbusiness@medica.co.jp）までお寄せくださいますよう、お願い申し上げます。

Nursing BUSiNESS チームケア時代を拓く 看護マネジメントカUPマガジン　2020年夏季増刊（通巻194号）

人材育成・チームマネジメント・労務管理の基礎がわかる！
看護「人材管理」ベーシックテキスト

2020 年 7 月 10 日発行　第 1 版第 1 刷	編著　松浦正子
2021 年 7 月 30 日発行　第 1 版第 2 刷	発行人　長谷川 翔
	編集担当　永坂朋子／猪俣久人／栗本安津子
定価（本体 2,800 円＋税）	編集協力・DTP　有限会社エイド出版
	本文デザイン　三報社印刷株式会社
ISBN978-4-8404-7124-4	本文イラスト　岡澤香寿美
乱丁・落丁がありましたらお取り替えいたします。	表紙デザイン　臼井弘志
無断転載を禁ず。	
	発行所　株式会社メディカ出版
	〒 532-8588 大阪市淀川区宮原 3-4-30
	ニッセイ新大阪ビル 16F
Printed and bound in Japan	編集　TEL 03-5777-2288
	お客様センター　TEL 0120-276-591
	広告窓口／総広告代理店　株式会社メディカ・アド
	TEL 03-5776-1853

URL https://www.medica.co.jp
E-mail nbusiness@medica.co.jp
印刷製本　三報社印刷株式会社

●本誌に掲載する著作物の複製権・翻訳権・翻案権・上映権・譲渡権・公衆送信権（送信可能化権を含む）は株式会社メディカ出版が保有します。
● **JCOPY** 〈（社）出版者著作権管理機構 委託出版物〉
本書の無断複写は著作権法上での例外を除き禁じられています。複写される場合は、そのつど事前に、（社）出版者著作権管理機構（電話03-5244-5088、FAX
03-5244-5089、e-mail:info@jcopy.or.jp）の許諾を得てください。